Se protéger de la pollution électromagnétique

Marcel **Guedj**

Se protéger de la pollution électromagnétique

rustica éditions

planète écologie

Remerciements

L'auteur remercie les professionnels et chercheurs qui, avant lui, ont contribué à mettre à jour les effets de la pollution électromagnétique sur chacun de nous.

Il adresse aussi ses remerciements à Frédérique Chavance, pour sa patience d'ange, et Michel Sinier pour son écoute et sa disponibilité.

Dépôt légal : juin 2011
ISBN : 978-2-8153-0105-3

www.rustica.fr
www.fleuruseditions.com

Sommaire

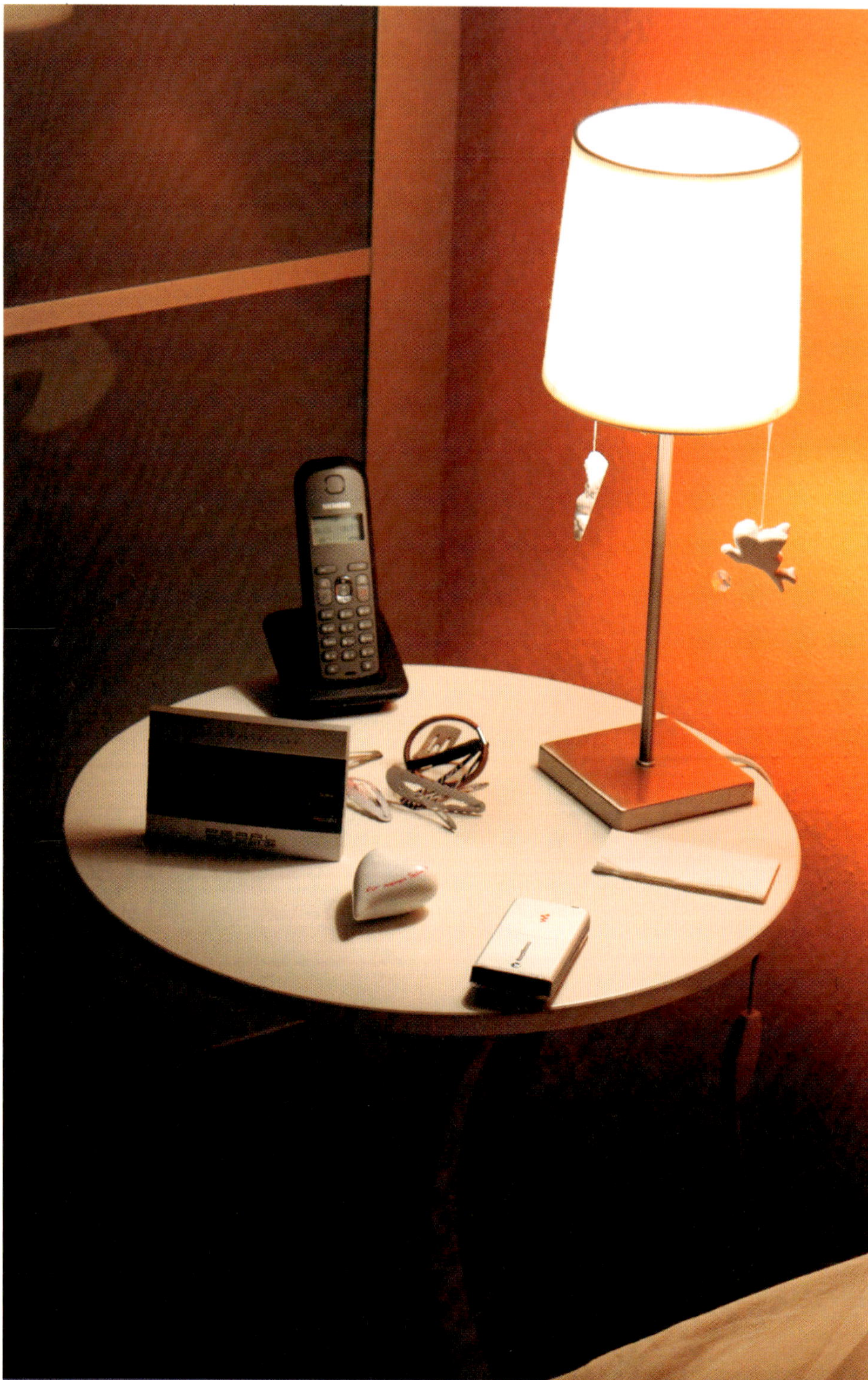

Les appareils électriques constituent notre environnement permanent : faut-il les craindre ?

Faut-il craindre les ondes électromagnétiques ?

On ne les voit pas, on ne les entend pas, mais elles nous environnent et traversent notre corps. Avec le progrès des systèmes de transmission sans fil et des télécommunications, notre exposition aux ondes électromagnétiques ne cesse d'augmenter. Et c'est avec une inquiétude justifiée que l'on se pose désormais la question de savoir si ces ondes peuvent avoir des effets sur l'organisme et quels en seraient les impacts sanitaires et environnementaux. Des centaines d'études ont été menées pour tenter d'apporter des réponses à ces interrogations.

La pollution électromagnétique

Les technologies de transmission sans fil, le téléphone portable et la télévision numérique terrestre (TNT) en premier lieu, les télécommunications d'une manière générale, n'auraient pas vu le jour sans la maîtrise des ondes électromagnétiques. Ces dernières permettent en effet, selon la fréquence sur laquelle elles sont émises (« radiofréquences », « micro-ondes », etc.), de diffuser des signaux intelligents auxquels elles servent de support, depuis un émetteur jusqu'à un récepteur, en passant éventuellement par un réseau d'antennes. C'est donc tout un maillage invisible qui nous enveloppe et nous traverse, une sorte de brouillard radioactif, ou *electrosmog*, comme on l'appelle dorénavant.

Par ailleurs, les modes d'acheminement de l'électricité par les lignes aériennes à haute tension, les postes de transformation ainsi que les installations électriques domestiques elles-mêmes et les divers appareils de notre équipement courant induisent aussi des champs électriques et des champs magnétiques. À l'intérieur comme à l'extérieur de la maison, les champs électromagnétiques constituent notre environnement quotidien ; nos espaces de vie sont littéralement saturés des ondes qu'ils produisent. C'est dans ces conditions que l'on peut parler de pollution électromagnétique.

Basses fréquences et micro-ondes

Les ondes électromagnétiques ont rendu possibles des avancées majeures dans de nombreux domaines. Sans elles, la radio ou la

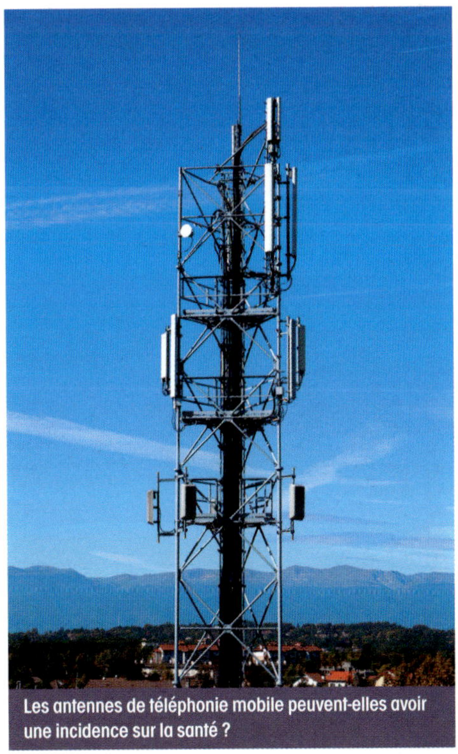

Les antennes de téléphonie mobile peuvent-elles avoir une incidence sur la santé ?

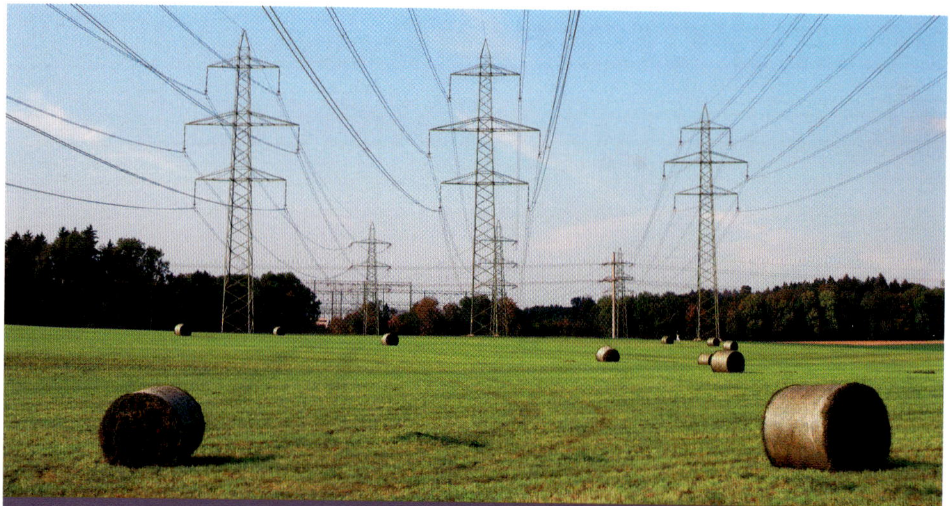

Les lignes à haute tension (ici, aériennes) servent au transport de l'électricité sur de longues distances. Elles sont responsables de l'émission de champs électromagnétiques basse fréquence (50 Hz).

télévision n'existeraient pas. Sans elles, des inventions plus récentes et plus complexes, comme la radiographie, la radiothérapie, le téléphone portable ou les transmissions sans fil (Wi-Fi, Bluetooth, Wimax, etc.) n'existeraient pas non plus.

Ces dernières années, une nouvelle technique d'intervention chirurgicale, l'ablation par radiofréquences, a été mise au point pour corriger l'arythmie cardiaque. Tout récemment, ce procédé a été utilisé avec succès pour éliminer des tumeurs cancéreuses dans certains organes comme le foie ou l'œsophage. Désormais, on peut aussi combattre le vieillissement de la peau à l'aide d'un traitement par radiofréquences...

Mais, revers de la médaille, les ondes peuvent aussi servir à fabriquer des armes redoutables et être utilisées comme de terribles projectiles, agissant alors, à l'instar d'un four à micro-ondes, directement sur les organismes vivants et sur l'environnement*...

Les ultraviolets (UV), les rayons gamma engendrés par les réactions nucléaires, les rayons cosmiques eux-mêmes sont aussi des ondes électromagnétiques émises à très hautes fréquences. On en connaît les dangers. Ce que l'on connaît moins, c'est le risque que présentent les ondes dont les fréquences servent aux technologies utilisées quotidiennement à partir des micro-ondes, des hautes fréquences et des basses fréquences (électricité).

Rayonnements ionisants et non-ionisants

Les ondes – appelées aussi rayonnements – électromagnétiques sont émises par des champs électromagnétiques, eux-mêmes formés par la conjonction de champs magnétiques et de champs électriques. Elles peuvent être d'origine naturelle ou artificielle. Elles sont caractérisées par leur fréquence, leur longueur et leur puissance. Plus la fréquence est élevée,

* Cette arme ADS (*Active Denial System*), conçue par l'armée américaine, non létale, peut cependant envoyer des micro-ondes sur une fréquence de 95 GHz (95 milliards de hertz par seconde) qui provoquent une élévation très rapide de la température de la peau...

plus la longueur est courte, la puissance d'une onde augmentant avec sa fréquence. En conséquence, on divise les rayonnements électromagnétiques en deux groupes : les ionisants et les non-ionisants.

• Les premiers sont émis à très haute fréquence : ce sont les plus énergétiques sur le spectre électromagnétique (rayons X, rayons gamma émis par la désintégration d'atomes radioactifs). Ils sont dangereux pour la santé : on les dit « ionisants » car ils comportent assez d'énergie pour traverser la matière, arracher des électrons à leur atome et ainsi transformer ces derniers en ions ; on est cependant parvenu à les maîtriser en partie (par exemple, la radiographie grâce aux rayons X).

• Les seconds nous intéressent particulièrement, notamment ceux de basses fréquences, radiofréquences et micro-ondes.

Pourquoi se méfier des rayonnements non-ionisants ?

On a évoqué plus haut les risques des rayonnements ionisants. Mais pourquoi se méfier des rayonnements non-ionisants ? Les ondes électromagnétiques extrêmement basse fréquence (EBF), basse fréquence et haute fréquence (micro-ondes) peuvent-elles présenter des dangers ?

À ce jour, les multiples études menées sur le sujet aboutissent à des conclusions contradictoires. Elles s'appuient sur les enquêtes épidémiologiques, qui ne coïncident pas toujours avec les résultats de certains scientifiques (plus précisément avec celles de quelques experts de l'Afsset (Agence française de sécurité sanitaire de l'environnement et du travail)), considérant, en mai 2010, que « les preuves scientifiques d'un possible effet sanitaire à long terme sont insuffisantes ».

La recherche en la matière se poursuit donc. Pour exemple, certains spécialistes s'étant livrés à des expériences sur le rat (un mammifère comme l'homme) en tirent d'inquiétantes conclusions : le taux de mortalité des animaux exposés à ces ondes aurait doublé... L'OMS (Organisation mondiale de la santé), quant à elle, recommande d'attendre 2015 pour en savoir plus. Et pourtant...

Des effets mal connus

Pourtant, plusieurs études épidémiologiques ont établi un lien entre des cas de leucémie infantile et l'exposition aux champs électromagnétiques générés par les lignes à haute tension. En mai 2010, l'Afsset a prudemment recommandé de créer une zone d'exclusion de 100 mètres au minimum autour des lignes à haute tension pour les nouvelles constructions pouvant accueillir des femmes enceintes et des enfants.

Les parlementaires (dans le cadre de l'Office parlementaire d'évaluation des choix scientifiques et technologiques – OPECST) n'ont pas tenu compte de ces mises en garde en raison du « coût élevé » et de « l'efficacité limitée » d'une telle mesure. Ils ont décidé de renvoyer à une nouvelle évaluation... dans cinq ans. En attendant, cette décision va permettre à la nouvelle ligne aérienne à très haute tension (400 000 volts) Cotentin-Maine de voir le jour, sur un parcours faisant plus de 160 kilomètres (voir page 42). Et probablement d'autres encore.

Des études expérimentales ont mis en évidence les effets des radiofréquences. On sait aussi que les micro-ondes utilisées pour le téléphone portable, dont les antennes émettent sur des fréquences comprises entre 900 et 1 800 MHz, provoquent un « effet thermique » sur l'organisme par lequel elles sont absorbées. Ainsi, cette hausse de température se produit dans l'oreille et dans la tête, dans le cas du téléphone portable. Ces faits sont incontestés, connus. De plus, ces micro-ondes seraient émises sur un mode pulsé, plus dangereuses qu'en mode continu.

Des exemples qui incitent à la prudence

Tous les effets biologiques et physiologiques provoqués par les ondes électromagnétiques ne sont pas encore connus. Car, outre la puissance des ondes, le temps d'exposition intervient lui aussi. Et là, nous ne disposons pas encore de recul suffisant : le téléphone portable, par exemple, est d'une utilisation relativement récente.

Cependant, chercheurs et scientifiques se sont penchés ces dernières années sur l'apparition de symptômes liés à l'exposition aux ondes électromagnétiques. Qu'ont-ils constaté ? Maux de tête, troubles du sommeil, de la tension artérielle, de l'attention, de la mémoire, perturbation du système immunitaire, démangeaisons, fatigue, etc. On parle même de maladies dégénératives et de risques de cancer. Un nouveau terme est apparu : l'électrosensibilité.

Dans ce contexte, plusieurs organisations indépendantes bataillent depuis quelques années pour obtenir des pouvoirs publics qu'ils abaissent, par précaution, les seuils d'exposition du public aux antennes, notamment celles de téléphonie mobile. À la suite des études conduites sur les effets potentiels du téléphone portable sur la santé, de nombreux scientifiques ont demandé de limiter la puissance des antennes-relais à 3 volts par mètre (3 V/m)... alors que le seuil préconisé par l'OMS, l'Organisation mondiale de la santé, est de 41 V/m. Par contraste, la ville de Salzbourg, en Autriche, l'a situé à 0,6 V/m.

De son côté, l'étude Interphone, lancée voilà près de onze ans par le CIRC (Centre international de recherche contre le cancer), n'écarte pas une possible augmentation du risque de cancer du cerveau mettant en cause le téléphone portable.

La plupart des études conduites depuis maintenant deux décennies concluent à la nécessité d'une vigilance accrue, afin de désamorcer, tant qu'il est temps, ce que d'aucuns qualifient déjà de « bombe à retardement » porteuse d'une formidable crise de santé publique. Ce qui implique concrètement de passer par la révision des seuils d'exposition. Mieux vaut prévenir que guérir... après 2015, dans le meilleur des cas.

Se prémunir contre les ondes électromagnétiques

Comme on le sait, il est aujourd'hui obligatoire d'établir un diagnostic immobilier lors de la vente ou de la location d'un logement. Ce diagnostic comporte plusieurs aspects qui nous imposent de : déceler la présence de traces d'amiante ou de plomb dans les faux-plafonds, les canalisations, les revêtements de sols ou de murs ; vérifier l'installation électrique en aval du compteur ; déclarer la présence d'insectes xylophages, etc. En alertant propriétaires et bailleurs, il a pour but de protéger les futurs occupants de la maison.

Si, depuis 2006, ce document doit être accompagné d'un diagnostic de performance énergétique (DPE) portant sur la consommation énergétique et le taux d'émission de gaz à effet de serre du logement, aujourd'hui, il faut aller plus loin et compléter cet état des lieux en dressant celui des nuisances électromagnétiques, afin de préconiser les solutions et le matériel pour s'en prémunir.

Il existe en effet des dispositifs de protection contre les champs électromagnétiques (voir pages 94 et 95) : ils passent par l'installation d'une prise de terre bien conçue, de câbles, gaines et boîtiers électriques blindés qui canalisent les champs électromagnétiques vers la terre, mais aussi de peintures et de textiles spéciaux anti-rayonnement, d'interrupteurs de champs électromagnétiques, etc.

Au moment de construire ou de rénover un logement, il est souhaitable d'y penser. Le but de cet ouvrage est de vous y aider.

Fréquences et principales applications

BANDE DE FRÉQUENCES	APPLICATIONS
0 Hz	Électricité statique.
0 Hz-9 kHz	Lignes de distribution et transport de l'électricité (50 Hz) ; appareils électroménagers ; écrans vidéo, plaques à induction, RFID (Radio Frequency Identification).
9 kHz-30 MHz	Radiodiffusion grandes ondes, ondes moyennes et ondes courtes ; détecteurs de victimes d'avalanches ; trafic amateur ; systèmes de détection antivol (RFID) ; lecteur de cartes sans contact (RFID) ; applications médicales*.
30-87,5 MHz	Télédiffusion analogique et numérique (bande I) ; réseaux professionnels (taxis, pompiers, gendarmerie nationale, réseaux radioélectriques indépendants, etc.) ; radioamateurs ; microphones sans fil ; radiolocalisation aéronautique ; radars ; applications médicales*.
87,5-108 MHz	Radiodiffusion en modulation de fréquences (bande FM).
108-136 MHz	Trafic aéronautique (balisage et bande « air »).
136-400 MHz	Télédiffusion analogique et numérique (bandes II et III), réseaux professionnels (police, pompier, Samu, etc.) ; fréquences réservées au vol libre (talkies-walkies) ; trafic amateur (bande « des 2 mètres ») ; trafic maritime (bandes VHF marine) ; radiomessagerie ERMES.
400-470 MHz	Balise ARGOS ; réseaux professionnels (gendarmerie, SNCF, EDF, etc.) ; trafic amateur (bande « 432 ») ; télécommandes et télémesure médicale ; systèmes de commande (automobile (RFID) ; réseaux cellulaires TETRA et TETRAPOL ; applications médicales*).
470-860 MHz	Télédiffusion bandes IV et V (analogique et numérique).
860-880 MHz	Bande ISM (Industriel, Scientifique, Médical) : appareils à faible portée type alarmes, télécommandes, domotique, capteurs sans fil, RFID.
880-960 MHz	Téléphonie mobile GSM 900 : voies montantes et voies descendantes.
960-1 710 MHz	Radiodiffusion numérique ; réseaux privés ; faisceaux hertziens.
1 710-1 880 MHz	Téléphonie mobile GSM 1 800 : voies montantes et voies descendantes.
1880-1 900 MHz	Téléphones sans fil DECT.
1 920-2 170 MHz	Téléphonie mobile UMTS.
2 400-2 500 MHz	Bande ISM : réseaux Wi-Fi ; Bluetooth ; four à micro-ondes.
3 400-3 600 MHz	Boucle locale radio large bande de type Wimax©.
> 3 600 MHz	Radars ; boucle locale radio ; stations terriennes ; faisceaux hertziens.

* Les applications médicales utilisant des champs électromagnétiques radiofréquences concernent les applications thermiques, l'imagerie et l'électrochirurgie.

Source : Afsset (Agence française de sécurité sanitaire de l'environnement et du travail).

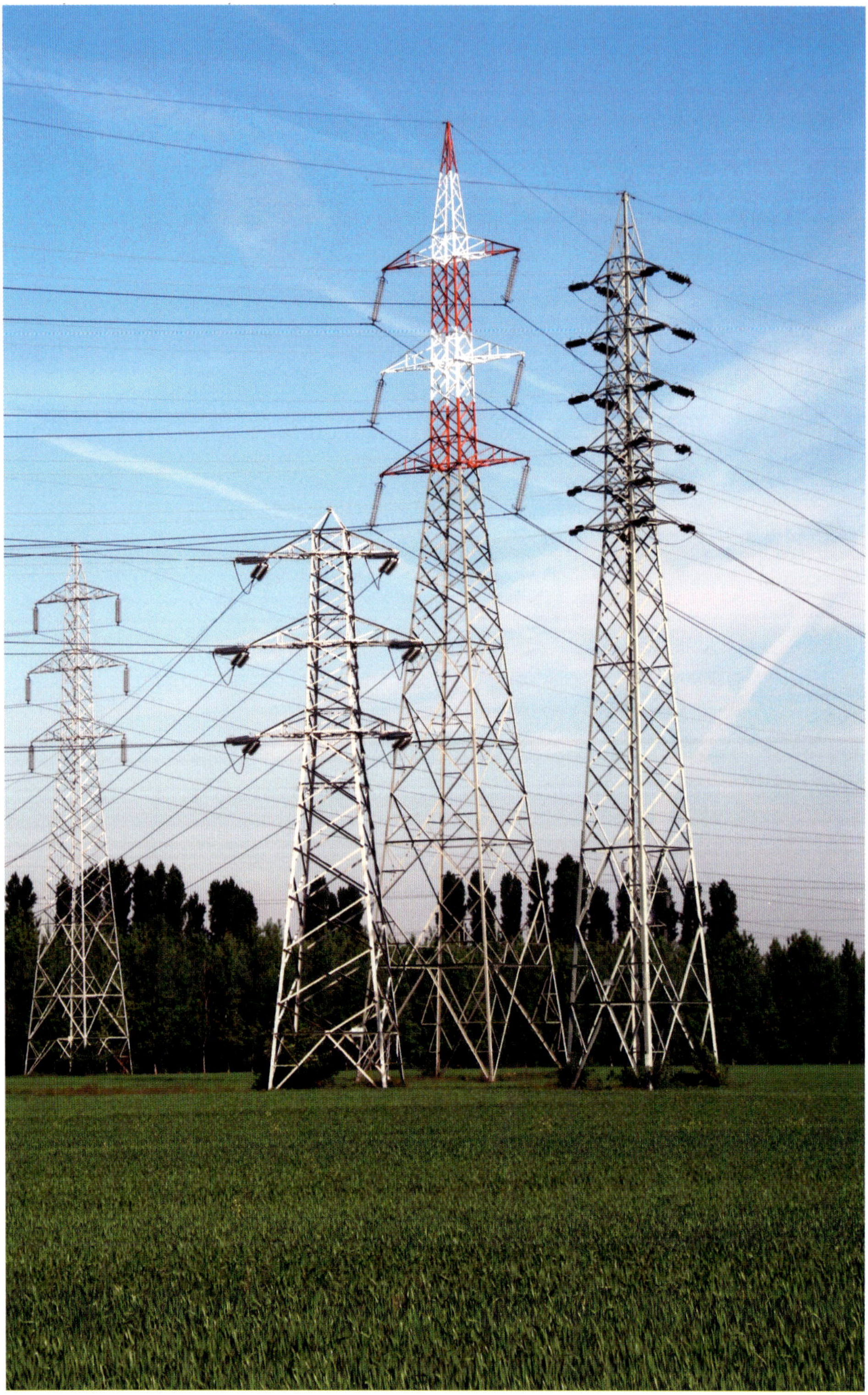

1 Les ondes et les champs **électromagnétiques**

Les champs électromagnétiques sont créés par la conjonction d'ondes (ou de rayonnements) invisibles provenant soit du réseau électrique, soit des nombreux systèmes de communication sans fil et donc des antennes et des bornes de transmission, ainsi que des terminaux radioélectriques (téléphones portables), ordinateurs, poste de télévision, etc. On peut en identifier les sources et les mesurer. Cela devient indispensable pour répondre aux interrogations croissantes et aux inquiétudes qu'ils suscitent. Il faut donc commencer par les comprendre.

Les ondes électromagnétiques, **un phénomène bien réel**

La représentation la plus imagée d'une onde serait celle de vaguelettes concentriques qui se forment à la surface d'une eau tranquille quand on y laisse tomber un caillou. Le contact de la pierre avec le liquide provoque une perturbation dont l'énergie crée des ondulations en se propageant. Même invisible, une onde est un phénomène bien réel : c'est la manifestation d'une énergie qui se transmet à partir d'un point précis plus ou moins rapidement. Cette découverte fondamentale est à la base d'immenses inventions dont les applications, aujourd'hui quotidiennes, ne cessent de se développer.

Une onde prend naissance lors de la perturbation d'un milieu à partir duquel elle transporte une certaine quantité d'énergie. C'est donc un mode de transmission de l'énergie, sans déplacement de matière, à partir d'une source d'émission. Toutes les ondes ne se déplacent pas de la même manière. Il en existe plusieurs exemples : les ondes mécaniques, les ondes sonores, les ondes sismiques, etc., et pour ce qui nous concerne ici, les ondes électromagnétiques.

Les ondes électromagnétiques

Les ondes électromagnétiques sont des rayonnements émis par la conjonction de champs électriques et de champs magnétiques. Les ondes radio, les micro-ondes, la lumière ou encore les rayons X ou les rayons gamma en sont des manifestations ou des applications, comme on peut le voir sur le schéma ci-dessous. Les ondes électromagnétiques peuvent donc être d'origine naturelle ou artificielle.

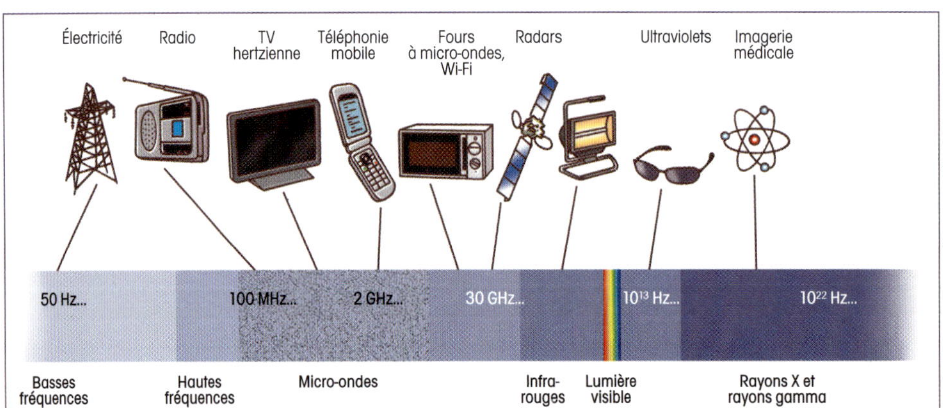

Aperçu de quelques applications des ondes électromagnétiques en fonction de leurs fréquences.

La lumière elle-même est le résultat d'un phénomène ondulatoire électromagnétique visible à l'œil humain. De même les couleurs, qui résultent de la décomposition de la lumière visible (voir schéma ci-dessous), cette dernière étant constituée de différentes longueurs d'onde, depuis le rouge (700 nanomètres, ou nm) jusqu'au violet (400 nm).

Il faut, à ce stade, s'arrêter sur les notions de longueur d'onde et de fréquence.

Qu'est-ce qu'une longueur d'onde ?

Si on devait représenter une onde, ce serait sous la forme d'une petite vague, d'une ondulation ou, plus exactement, d'un mouvement ondulatoire.

La longueur d'onde représente la distance comprise entre deux points identiques de cette oscillation. Plus précisément, dans la mesure où cette ondulation se propage, la longueur d'onde correspond à la distance parcourue par un point quelconque de l'onde (par exemple le sommet) sur un temps donné (période). C'est donc une grandeur physique, qui se mesure en kilomètres (km), décamètres (dam), mètres (m), centimètres (cm), millimètres (mm), nanomètres (nm), etc.

En fait, la longueur d'onde se calcule en divisant la vitesse de la lumière (298 000 km par seconde) par la fréquence (voir plus bas).

Les micro-ondes sont appelées ainsi car leur longueur est très courte. Elles sont comprises entre 30 cm et 1 mm. Par comparaison, celle du courant électrique de 50 Hz est de près de 6 000 km. La longueur d'onde de la lumière est de l'ordre de 500 nanomètres : un nanomètre est égal à un milliardième de mètre ou encore un millionième de millimètre. Des ordres de grandeur difficiles à concevoir...

Qu'est-ce qu'une fréquence ?

Une onde électromagnétique est un phénomène périodique qui se répète par conséquent selon une certaine fréquence correspondant au nombre de mouvements oscillatoires par seconde. Plus la longueur d'onde est courte, plus la fréquence est élevée. Évidemment, l'inverse est vrai.

La fréquence se mesure en hertz, du nom du physicien allemand Heinrich Hertz, qui découvrit ce phénomène en 1888 (c'est pourquoi on parle d'ondes hertziennes). 1 Hz est égal à une oscillation par seconde ; 1 kilohertz (kHz) équivaut à mille oscillations par seconde, 1 mégahertz (MHz) à un million d'os-

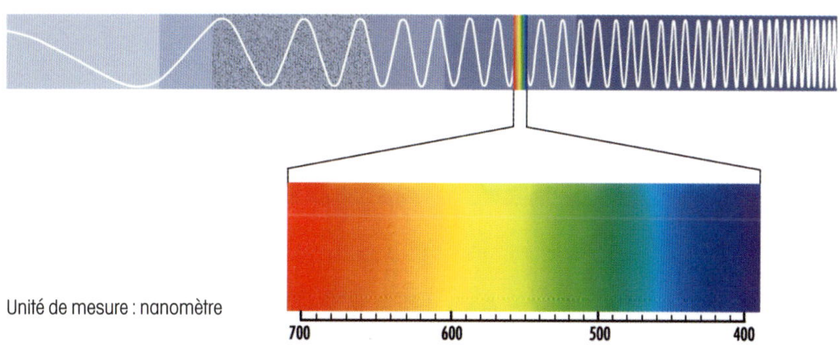

Les couleurs sont aussi des manifestations des ondes électromagnétiques ; elles sont leur longueur d'onde : 400 nm (nanomètres) pour le violet et 700 nm pour le rouge situés à chacune des extrémité de la partie visible du spectre.

cillations par seconde, 1 gigahertz (GHz) à un milliard (mille millions) d'oscillations par seconde, 1 térahertz à un billion (un million de millions) d'oscillations par seconde. La fréquence des ondes radio est de 100 millions de hertz, celle de la lumière de 100 000 milliards de hertz. Les rayonnements ionisants (UV et rayons X par exemple, voir page 9) ont une fréquence bien supérieure.

À l'opposé, se situent les fréquences émises par les sources de champs électromagnétiques naturels (comprises entre 0 et 30 Hz) et artificiels, les extrêmement basses fréquences que l'on désigne sous les initiales EBF.

+ d'info

Heinrich Hertz et les ondes électromagnétiques

Les découvertes de ce physicien allemand trouvèrent également dans leurs applications la transmission sans fil (TSF), dont l'acronyme fut, pour toute une génération, symbole de la radio. Ce mode de transmission à distance utilise les ondes électromagnétiques comme véhicule d'émission sonore.

Les EBF (extrêmement basses fréquences) et le réseau électrique

Contrairement au courant alternatif, le courant continu (ou statique), par définition, n'a pas de fréquence (0 Hz).

La fréquence des ondes électromagnétiques qui trouvent leur origine dans le courant électrique (alternatif) est de 50 Hz en France et en Europe (tous les générateurs étant connectés à l'échelle du continent) ; elle est de 60 Hz aux États-Unis, au Canada, dans une partie de l'Amérique latine et au Japon. Ces fréquences entrent dans la catégorie des EBF (extrêmement basses fréquences) ou ELF (initiales de l'appellation anglaise *Extremely Low Frequency*). Elles sont très faibles, mais la question se pose de savoir si elles peuvent présenter un risque sanitaire (voir page 28 à 33).

Les connaissances que nous en avons acquises nous permettent de dire que les champs d'extrêmement basses fréquences provenant des installations électriques sont

+ d'info

Les champs EBF (extrêmement basses fréquences) présentent-ils un risque ?

Les extrêmement basses fréquences (EBF) ont fait l'objet de plusieurs études, depuis plusieurs décennies, dans le but d'évaluer les effets biologiques consécutifs à leur exposition. Nombre de ces travaux ont associé le cancer infantile aux basses fréquences des réseaux électriques. Mais, ainsi que l'écrit l'Afsset (Agence française de sécurité sanitaire de l'environnement et du travail), dans un rapport publié en mars 2010, « en dépit d'associations statistiques identifiées par plusieurs études entre l'exposition aux champs électromagnétiques et les leucémies infantiles, aucun lien de cause à effet n'a pu être clairement identifié ».

Pour rester objectif, il faut reconnaître que nous sommes encore, par conséquent, en pleine incertitude quant à la nocivité des EBF. D'où l'inquiétude qui en peut en résulter et qui se focalise, par exemple, sur la question des lignes à haute tension (voir pages 40 à 45) et leurs effets potentiels sur les riverains. Le Circ (Centre international de recherche contre le cancer) n'a-t-il pas classé les champs magnétiques EBF dans la catégorie 2B, c'est-à-dire cancérogènes possibles pour l'homme ?

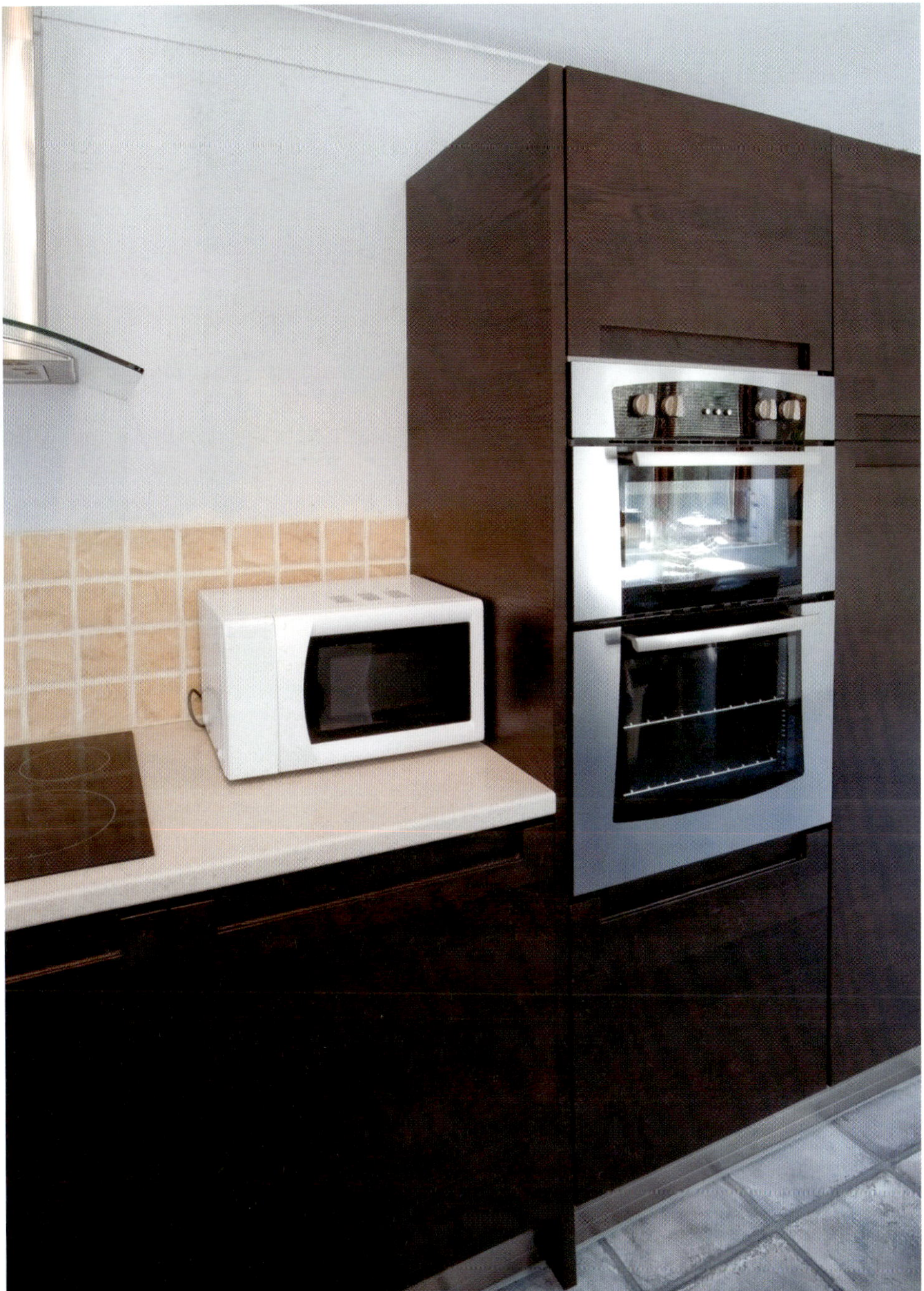

Le réseau de distribution électrique domestique et les équipements électroménagers génèrent des ondes électromagnétiques d'extrêmement basses fréquences (EBF) sans danger dans de bonnes conditions d'utilisation.

surtout des champs magnétiques, les champs électriques ne pouvant se diffuser en raison de l'isolation des installations. Il faut également avoir en mémoire que, contrairement aux champs électriques, les champs magnétiques ont la propriété de se diffuser au travers des matériaux, y compris au travers d'un organisme vivant.

Le réseau électrique dans sa totalité (lignes à haute tension, postes de transformation, trains, métro, tramway, éclairage public, appareils électroménagers, couvertures chauffantes, etc.) génère des champs magnétiques EBF. Mais leur intensité ne présente pas de danger dans l'ensemble, sauf peut-être celle des lignes à haute tension (voir pages 40 à 46).

Les fréquences du téléphone portable

Les fréquences des ondes sur lesquelles opèrent les téléphones portables standard GSM (*Global System for Mobil Communications*) sont de 900 MHz et de 1,8 GHz (ou 1 800 MHz), soit 1 800 millions d'ondulations par seconde.

Les téléphones portables de troisième génération (ou 3G) UMTS (*Universal Mobile Telecommunications System*) offrent un débit plus important et permettent donc de transférer davantage de données, atteignant l'équivalent du haut débit d'Internet. Les bandes de fréquences utilisées par cette technologie sont comprises entre 1,9 et 2,2 GHz.

En mode Wi-Fi, certains téléphones portables utilisent des bandes de fréquences de 2 450 MHz (2,45 GHz), soit 2 450 millions d'ondes par seconde, la fréquence d'un four à micro-ondes...

Que signifie « micro-ondes » ?

On parle d'ondes hautes fréquences entre 3 et 30 MHz et de micro-ondes entre 0,3 et 3 GHz. Le nom de votre four vient de là. Le premier à avoir formulé la possibilité des micro-ondes fut James Clerk Maxwell, en 1884, quatre ans avant Hertz (voir page 15).

Les micro-ondes ont trouvé plusieurs applications, dont le four dit à micro-ondes. Dans cet appareil, les ondes sont produites par un magnétron de 2,45 GHz environ. On citera également les systèmes de communication par satellites (GPS), les radars, les modes de transmission sans fil (Wi-Fi, les téléphones résidentiels sans fil DECT, le système Bluetooth, etc.).

La puissance des ondes électromagnétiques augmentant avec leur fréquence, les micro-ondes peuvent être dangereuses (voir page 79). Un four à micro-ondes par exemple doit être parfaitement étanche pour ne pas laisser s'échapper... les micro-ondes ! Il est conseillé de vérifier régulièrement s'il n'y a pas de fuite à l'aide d'un testeur de champ (voir page 22) et de bien entretenir les joints de la porte de l'appareil. De même, les techniciens prennent soin de désactiver les antennes de téléphonie mobile avant toute intervention.

Ce sont notamment ces risques qui font peser des soupçons sur la nocivité des téléphones portables, au centre de plusieurs études et enquêtes de santé publique (voir pages 56 à 59).

à savoir

> De nombreuses applications

Les ondes électromagnétiques transportent de l'énergie et des informations. Cette immense découverte a ouvert la voie à toutes les techniques de la radiodiffusion et de la transmission sans fil, depuis le télégraphe jusqu'à nos systèmes Wi-Fi ou Wimax actuels. Les ondes électromagnétiques trouvent diverses applications en fonction de leur longueur (voir dessin page 14) : la radio (ondes longues, FM, etc.), la télévision hertzienne, le téléphone portable, le four à micro-ondes, la Wi-Fi, les radars et, plus haut sur le spectre, les ultraviolets (UV), les rayons X, les rayons gamma (la longueur d'onde de ces derniers étant de 0,001 nanomètre).

Les champs électriques

Selon le *Petit Robert*, un champ est une « zone où se manifeste un phénomène magnétique ou électrique, un système de forces ». Un champ électromagnétique résulte de la conjonction d'un champ électrique et d'un champ magnétique. L'un et l'autre peuvent être d'origine naturelle (foudre, champ géomagnétique terrestre, etc.) ou engendrés par les activités humaines, depuis le courant électrique, qui génère un champ électromagnétique d'extrêmement basse fréquence, jusqu'aux radiofréquences.

Courant électrique et champ électrique

La distribution de l'électricité dans un logement via le tableau de répartition permet de disposer d'un certain nombre de « points de puisage » du courant, autrement dit de prises.

Le courant électrique est acheminé jusqu'aux prises par l'intermédiaire de circuits constitués de câbles encastrés dans la maçonnerie ou installés sous des baguettes (bois ou PVC), ou encore de manière apparente (il s'agit alors de câbles multiconducteurs). Ces câbles ont une « âme » en cuivre - matériau parmi les meilleurs conducteurs - enrobée dans une gaine isolante, souvent en PVC.

La présence de charges électriques, donc le passage des électrons dans un câble, provoque la formation d'un champ électrique le long du câble. Le terme de « champ » indique qu'il s'agit bien d'une zone d'influence dans laquelle des particules chargées électriquement exercent une force à distance et mesurable. L'importance du champ dépend de celle de la tension électrique, dont l'unité de mesure est le volt (V).

La preuve par la lampe

Quand une lampe reste branchée, donc raccordée au réseau électrique par l'intermédiaire de son cordon d'alimentation et de la prise, elle reste sous tension jusqu'à son interrupteur, qui ferme ou libère le passage du courant jusqu'à l'ampoule. Le champ électrique est donc présent même si la lampe est éteinte.

La tension peut également rester présente jusqu'à l'ampoule, même éteinte, dans le cas où la lampe est équipée d'un interrupteur unipolaire, c'est-à-dire qui ne coupe qu'un « pôle », en l'occurrence la phase. L'autre pôle, le neutre, reste, dans ces conditions, ininterrompu. Ces deux conducteurs servent en effet à alimenter l'appareil. La réglementation impose dans certains cas de leur adjoindre la terre, un conducteur de sécurité qui évacue vers la terre les fuites de courant possibles.

Pour plus de sécurité, il est donc conseillé d'utiliser des interrupteurs bipolaires et en attendant, n'oubliez pas de débrancher la prise si vous devez changer l'ampoule !

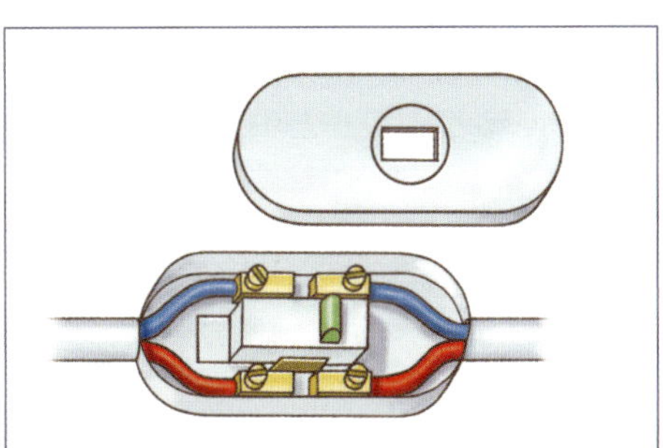

Interrupteur de lampe bipolaire : en position éteinte, la phase et le neutre sont coupés.

Les champs électriques autour des câbles

Les câbles, qui servent de conducteurs au courant électrique, émettent des champs électriques dans leur environnement immédiat du moment qu'ils restent sous tension ; pour les mettre hors tension, il faudrait couper l'alimentation au niveau du disjoncteur situé sur le tableau de répartition, soit en abaissant le fusible qui commande le circuit (ce qui serait fastidieux à la longue), soit, plus simplement avec un interrupteur automatique de champ (voir page 93).

Ces champs électriques existent sur tout le parcours des conducteurs sous tension, encastrés ou apparents. Bien entendu, ce qui précède est d'autant plus vrai pour les lignes à haute tension.

L'intensité d'un champ électrique

L'intensité d'un champ électrique dépend de la tension électrique : plus cette dernière est élevée, plus le champ électrique est intense. Elle dépend aussi de l'éloignement par rapport à la source. La tension électrique se mesure en volts (V), le champ électrique en volts par mètre (V/m).

Sous une ligne à très haute tension (400 000 V, ou 400 kV), l'intensité du champ électrique est variable selon la charge et la distance à laquelle on se trouve ; la charge varie elle-même selon la consommation. La mesure du champ électrique donne par conséquent des résultats différents selon les époques de l'année et les moments de la journée : au cours de l'hiver, saison froide dans nos contrées, les lignes sont en pleine charge en raison du chauffage et de l'éclairage.

Évidemment, pour être significatives, ces mesures doivent être prises quand les lignes sont en pleine charge.

L'exemple éloquent des lignes à haute tension

À proximité de ces lignes, le champ électrique peut atteindre de 5 000 à 10 000 V/m au niveau du sol, à la verticale de la ligne. À 30 mètres, il serait encore de 2 000 V/m, selon le rapport de l'Afsset (Agence française de sécurité sanitaire de l'environnement et du travail, voir aussi pages 40 à 43). Au vu de ces chiffres, les lignes à haute tension seraient donc à l'origine de problèmes de santé quotidiens (maux de tête, insomnie, irritabilité), mais aussi de maladies plus graves, comme le cancer.

Plusieurs scientifiques préconisent pour cette raison d'interdire la construction de logements dans un périmètre de sécurité autour des lignes à haute tension (voir page 43) et de limiter les champs électriques à 10, voire à 5 V/m pour les zones de repos... Seule la Suède à ce jour respecte ces recommandations avec une réglementation qui limite l'exposition des personnes à 10 V/m.

Pendant ce temps, la France applique les directives européennes qui recommandent... 5 000 V/m (pour tous les nouveaux ouvrages), suivant, dans ces chiffres, les recommandations de l'ICNIRP (*International Commission on Non-Ionizing Radiation Protection*, Commission internationale de protection contre les rayonnements non-ionisants).

En France, la réglementation, pas toujours respectée, fixe la distance de sécurité à 80 m alors que les spécialistes, notamment ceux du Criirem (Centre de recherche et d'information indépendant sur les rayonnements électromagnétiques non-ionisants), recommandent une distance de sécurité de 225 mètres pour une ligne de 225 kV et de 400 mètres pour une ligne de 400 kV (voir page 42). Même Nathalie Kosciusko-Morizet, alors secrétaire d'État à l'Écologie, a pu regretter que « l'interdiction générale de construire sous les lignes ne soit pas appliquée » (*Le Parisien*, 21 mars 2008).

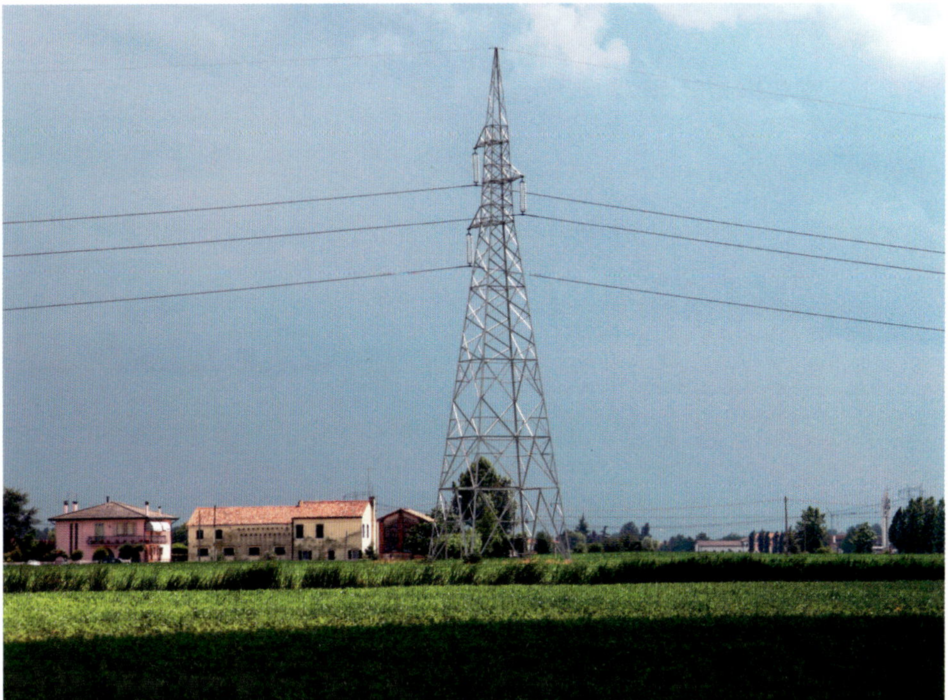

Les personnes habitant à proximité des lignes à haute tension peuvent être soumises à des champs électriques intenses.

Les effets des champs électriques

Plus on se tient près de la charge électrique (des câbles, de la prise ou de la lampe, pour reprendre nos exemples précédents), plus l'intensité du champ électrique est élevée. Cette dernière diminue à mesure que l'on s'en éloigne. Dans l'ensemble, les matériaux de construction dans lesquels les conducteurs électriques sont encastrés ou qui s'interposent constituent, à des degrés divers, une certaine protection contre les champs électriques (voir ci-contre). De la même manière, quand les lignes à haute tension sont enterrées, les champs électriques qu'elles émettent sont quasiment nuls.

À l'inverse, une maison située sous une ligne à haute tension est entièrement soumise à des champs électriques intenses.

Les matériaux de construction font-ils écran aux champs électriques ?

Tous les matériaux ne sont pas égaux devant les champs électriques. La pierre et la brique leur font écran et les mesures que l'on prend dès 1 mètre montrent qu'à cette distance déjà ils les annulent. Le béton armé les arrête totalement. Les cloisons en bois, les parquets ou les cloisons du type BA 13 avec ossature métallique ne sont pas aussi performants. On a ainsi pu relever jusqu'à 40 V/m à 50 cm d'une cloison en bois, par exemple. A contrario, les objets métalliques situés dans le champ électrique lui serviront de conducteurs.

Il existe enfin toutes sortes d'écrans (toiles, peintures, textiles, etc., reliés ou non à la terre) permettant d'atténuer les champs électriques à l'intérieur de la maison (voir pages 94 à 102).

à savoir

> Comment détecter un champ électromagnétique

Un testeur de champ (aussi appelé champmètre, mesureur ou détecteur de champs) décèle la présence de champs électriques et magnétiques. Ce petit appareil portatif à piles peut être équipé d'une sonde isotrope qui permet de mesurer le champ dans toutes les directions et de rechercher ses sources rayonnantes. Il affiche les valeurs en volts par mètre (V/m) ou en teslas (voir page 24). Cet instrument relativement peu onéreux donne la possibilité de déceler les champs électromagnétiques à l'intérieur de la maison, à proximité des fours à micro-ondes, du téléphone portable ou sans fil, de la lampe de chevet ou du radio-réveil électrique, et à l'extérieur (lignes à haute tension, antennes-relais, etc.).

En résumé

• Les champs électriques se forment sur tout le parcours des câbles électriques, jusqu'aux appareils quand ils sont branchés sur la prise de courant, même si ces derniers sont éteints.

• Plus la tension du courant électrique est élevée et plus l'intensité du champ électrique est forte.

• L'intensité d'un champ électrique diminue quand on s'en éloigne.

• On peut se protéger des champs électriques à l'aide de certains matériaux traditionnels (pierres, briques, etc.), d'écrans divers (voir pages 94 à 102) ou en mettant les circuits électriques hors tension (voir pages 92 et 93).

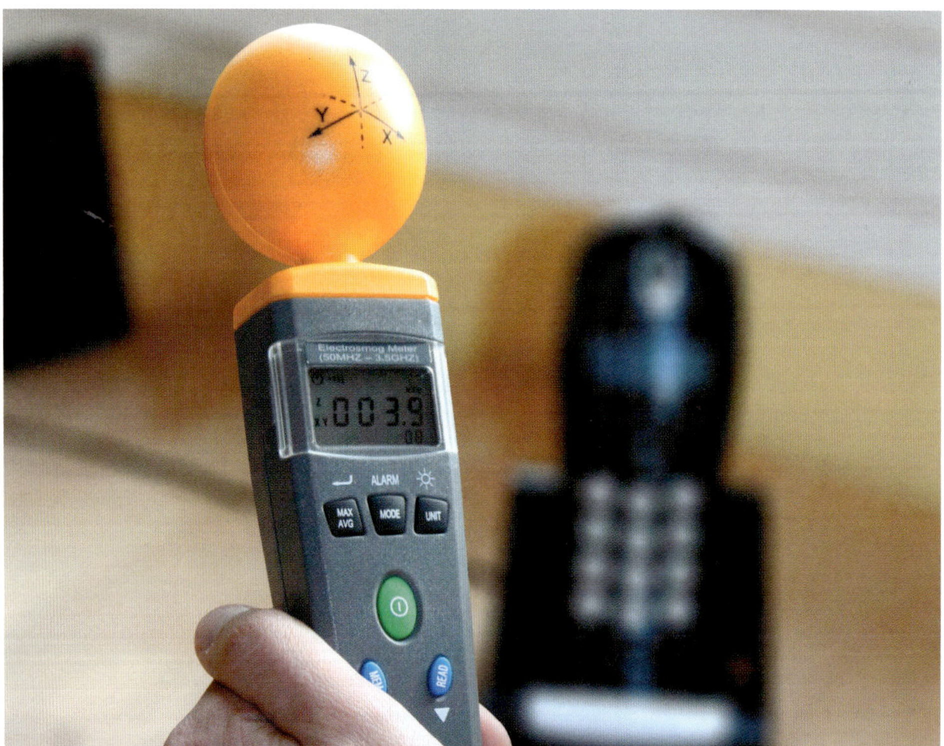

Utilisation d'un mesureur de champs électromagnétiques à lecture digitale qui permet de vérifier ici les rayonnements d'un téléphone sans fil.

Les champs magnétiques

Les champs magnétiques sont naturellement présents dans la nature. Les Chinois les premiers surent tirer parti du champ magnétique terrestre pour s'orienter avec un aimant, à l'aide de la boussole. Mais ces champs magnétiques naturels sont statiques et ne présentent aucun danger. En revanche, les effets des champs magnétiques variables, produits par le courant alternatif, les installations et les divers appareils électriques sont plus préoccupants. Comme les champs électriques, ils font eux aussi l'objet d'une réglementation.

Courant électrique et champs magnétiques

Si un champ de forces magnétiques peut être créé par un aimant dans son espace environnant (quoi de plus simple à vérifier avec quelques clous ?), il peut l'être aussi par une charge électrique. Pour reprendre notre exemple, quand on allume une lampe de chevet (voir page 19), en plus du champ électrique généré autour de l'appareil, on provoque la formation d'un champ magnétique, lié au déplacement du courant ou, plus précisément, de celui des électrons.

Un champ magnétique apparaît donc quand le courant circule tout au long des câbles électriques et du cordon d'alimentation, jusqu'aux appareils, ainsi que dans l'espace environnant de ces derniers.

Cependant, il faut préciser la différence entre courant continu et courant alternatif car ils ne produisent pas le même type de champs magnétiques :

- le courant continu ou les aimants naturels produisent des champs magnétiques statiques, c'est-à-dire constants ;

- le courant alternatif (dont nous disposons pour l'ensemble de nos installations électriques) change de sens à intervalles réguliers, selon une fréquence de 50 hertz, soit cinquante va-et-vient (donc cent fois) par seconde. On dit pour cette raison que ce courant est « périodique ». Les champs magnétiques qui en résultent changent également de sens cent fois par seconde. On dit qu'ils sont « variables » dans le temps. Notons à ce stade qu'un champ magnétique variable peut induire à son tour un courant électrique dans la matière (ou dans le corps humain).

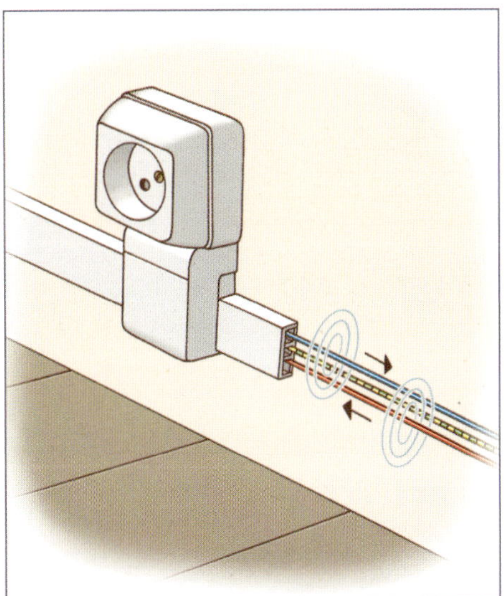

Le passage du courant électrique provoque la formation de champs magnétiques autour des câbles.

Diverses sources de champs magnétiques variables

Les champs magnétiques sont induits par tous les composants du réseau électrique : lignes à haute tension, postes de transformation, appareils électriques, câbles conducteurs, petits transformateurs reliés aux câbles d'alimentation (radio-réveil, base du téléphone sans fil, chargeur de téléphone portable, interphone pour bébé, console vidéo, imprimante, lampadaire halogène, ampoules fluocompactes, etc.). Avec une mention spéciale pour les appareils qui comportent des bobinages électriques (couverture chauffante, radiateurs électriques, plaques à induction, etc.), dont les champs magnétiques sont les plus intenses.

Tout comme pour les champs électriques, l'intensité des champs magnétiques émis par les lignes à haute tension dépend de la charge de ces dernières.

à savoir

> Des appareils électroménagers à distance de sécurité

Il est important de noter que l'intensité du champ magnétique n'est pas dépendante de la taille de l'appareil : un sèche-cheveux, un rasoir, un radio-réveil ou un fer à repasser peuvent diffuser des champs magnétiques intenses, mais leur intensité varie d'abord en fonction de la distance à laquelle on tient chacun de ces appareils (voir pages 96 à 102).

L'intensité d'un champ magnétique

L'unité de mesure d'un champ magnétique, plus exactement de l'induction* (ou du flux) magnétique, est le tesla (T), du nom du physicien Nikola Tesla (1856-1943). Ces mesures sont généralement données en microteslas (millionièmes de tesla), ou µT. On utilise aussi le gauss, plus souvent le milligauss, ou mG (Karl Fredrich Gauss, 1777-1855, astronome et physicien allemand, qui mit en évidence le champ magnétique terrestre). Enfin, l'intensité d'un champ magnétique peut aussi se mesurer en ampères par mètre (A/m). En définitive :

1 µT = 10 mG = 0,8 A/m.

L'importance d'un champ magnétique dépend de l'intensité du courant électrique. Pour le dire autrement, plus cette dernière sera élevée, plus le champ magnétique sera puissant.

Notons aussi que l'intensité du champ magnétique décroît au fur et à mesure que l'on s'éloigne de sa source.

à savoir

> Quelques rappels de mesures et grandeurs utilisées

- **Tension électrique** : volt (V, kV).
- **Intensité du courant** : ampère (A, mA).
- **Puissance électrique** : watt (W, kW).
- **Champ électrique** : volt par mètre (V/m, kV/m).
- **Champ magnétique** : ampère par mètre (A/m).
- **Induction magnétique** : tesla (T, µT), gauss (G, mG).
- **Fréquence** : hertz (Hz, kHz, MHz, GHz).
- **Longueur d'onde** : mètre (m).

La diffusion au travers des matériaux et des murs

Cependant, contrairement aux champs électriques (voir page 21), les champs magnétiques se diffusent au travers des matériaux, quels qu'ils soient. Ces derniers ne leur font pas écran. Cela signifie que l'encastrement des câbles électriques ne suffit pas pour se

* Rappelons qu'une « induction » est une transmission à distance d'une énergie électrique ou magnétique par l'intermédiaire d'un aimant ou du courant électrique. On parle donc d'induction électromagnétique. Une bobine d'induction permet de transformer un courant basse tension (12 V) en courant haute tension (20 000 V).

protéger des champs magnétiques résultant du passage du courant.

Cela signifie aussi que les murs ne sont pas une protection contre les champs magnétiques provenant d'une ligne à haute tension ou d'un transformateur à proximité de la maison. Pour s'en protéger, il existe deux solutions : utiliser des dispositifs adaptés (voir pages 94 et 95) ou s'en éloigner.

Les réglementations en vigueur

Au même titre que les champs électriques, les champs magnétiques sont soumis à une réglementation. Dans ce domaine, la France applique la directive européenne, elle-même inspirée de la recommandation de l'ICNIRP (*International Commission on Non-Ionizing Radiation Protection*, la Commission internationale de protection contre les rayonnements non-ionisants) comme pour les champs électriques : elle est de 100 µT pour la protection du public, nettement au-dessus des préconisations de plusieurs organismes et scientifiques. Ces derniers conseillent une valeur de 0,05 µT pour les zones de repos et 0,2 µT pour les autres. La norme suédoise est de 0,2 µT. Notons que l'Italie, qui fait aussi partie de l'Union européenne, a adopté la limite de 0,2 µT, également recommandée par le Congrès américain.

Rappelons enfin que sous une ligne à très haute tension de 400 kV en pleine charge, l'induction magnétique atteint de 30 à 60 µT, qu'à une distance de 30 m, elle est encore de 12 µT, et à 100 m de 1,2 µT. Ce qui explique pourquoi, en France, une ligne électrique peut surplomber le toit d'une maison...

Limites d'exposition officielles*

	Fréquence du courant européen		Fréquence des téléphones portables		Fréquence des fours à micro-ondes
Fréquence	**50 Hz**	**50 Hz**	**900 MHz**	**1,8 GHz**	**2,45 GHz**
	Champ électrique (V/m)	Champ magnétique (µT)	Densité du courant (W/m²)	Densité du courant (W/m²)	Densité du courant (W/m²)
Limites d'exposition du public	5 000	100	4,5	9	10
Limites d'exposition professionnelle	10 000	500	22,5	45	

* Source : CIPRNI (Commission internationale de protection contre les rayonnements non-ionisants).

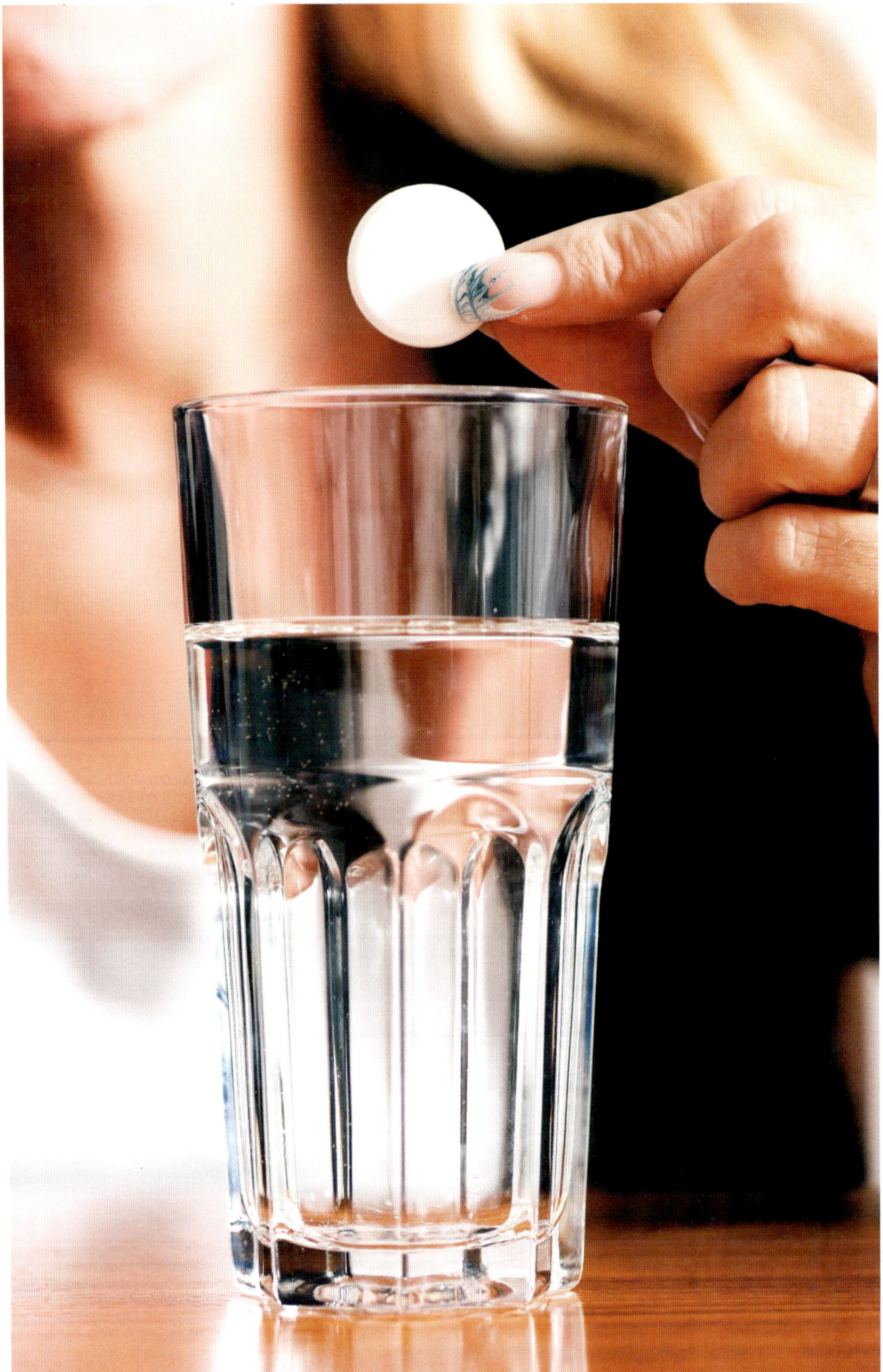

2 Les effets des ondes **sur la santé**

Les effets des ondes électromagnétiques sur l'organisme, en particulier ceux produits par les EBF (extrêmement basses fréquences) et des radiofréquences, ne font plus de doute. Celles-ci ne sont-elles pas mises à profit par l'imagerie médicale (radiographie, scintigraphie, imagerie par résonance magnétique) ? Mais elles peuvent provoquer troubles du sommeil, effets neurologiques, leucémies, maladies d'Alzheimer, cancers, etc., plusieurs études tendent à le prouver. D'où une question qui relève désormais d'une politique de santé publique : ne faut-il pas appliquer le principe de précaution en décrétant de nouvelles normes d'exposition et adopter en conséquence d'autres dispositions de protection du public ?

Les effets des ondes électromagnétiques sur l'organisme

Les champs électromagnétiques s'exercent partout dans notre environnement : appareils électriques courants, lignes électriques à haute tension aériennes, postes de transformation, petits transformateurs, antennes-relais de téléphonie mobile, etc. Ils émettent des rayonnements, ou ondes, dont la fréquence est plus ou moins intense. Cette intensité, variable, provoque divers effets sur les systèmes biologiques. En voici un aperçu.

Si les radiofréquences et les micro-ondes auxquelles nous sommes exposés aujourd'hui en permanence sont des ondes électromagnétiques non-ionisantes (voir page 9), les très hautes fréquences des rayons cosmiques (dont l'atmosphère nous protège), des rayons gamma ou encore des rayons X peuvent briser les liaisons moléculaires.

Les radiofréquences et les micro-ondes ont cependant des effets biologiques indiscutables sur l'organisme qu'elles pénètrent. Ces effets ne font plus de doute, même pour ceux qui contestent leur impact sanitaire. D'ailleurs, comment pourrait-on ne pas reconnaître ces effets, alors même que l'on utilise ces ondes électromagnétiques dans des pratiques de diagnostics ou des thérapeutiques dans la plupart des secteurs de la médecine ?

Des applications médicales nombreuses

Les ondes électromagnétiques trouvent des applications dans les domaines de l'imagerie médicale et de la chirurgie. Les radiofréquences et les micro-ondes sont utilisées dans des techniques ablatives plus radicales que certains traitements pharmacologiques. En cardiologie par exemple, elles permettent de procéder à un traitement de l'arythmie (à ce sujet, on pourra notamment se reporter à l'ouvrage dirigé par Jean-Yves Artigou, de la Société française de cardiologie, et Jean-

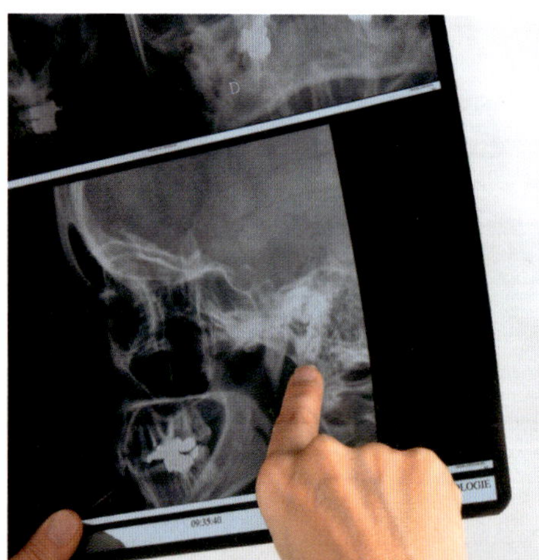

La radiographie utilise les rayons X pour leur capacité à traverser l'organisme.

Jacques Monsuez, *Cardiologie et maladies vasculaires*, Masson, 2007).

Désormais, dans tous les domaines médicaux, la cardiologie mais aussi la cancérologie, l'ophtalmologie ou encore l'urologie, les ondes électromagnétiques sont utilisées à des fins thérapeutiques. Une belle démonstration de leurs effets physiologiques, d'ailleurs connus depuis le XIXe siècle, aussi bien sur les organes que les tissus vivants.

Les effets biologiques certains

L'électricité est présente dans le corps humain sous la forme de l'influx nerveux. Pour mémoire, ce dernier permet de transmettre au cerveau les informations provenant des organes sensoriels (toucher, odorat, goût, ouïe, vision) par l'intermédiaire des nerfs sensitifs et des neurones, plus exactement des neurotransmetteurs. Le cerveau réagit en produisant à son tour un influx nerveux pour commander les muscles et les nerfs moteurs.

Les champs électriques agissent sur le corps humain comme sur les matériaux conducteurs. Ils ne pénètrent pas le corps humain contrairement aux champs magnétiques : ils restent dans sa périphérie. Mais ils sont « perceptibles ». Leur émission – celle qui provient en particulier des antennes-relais – donne lieu à l'établissement de normes de précaution, parfois différentes selon la source émettrice (900 ou 1 800 MHz) et les pays (voir page 37).

Les champs magnétiques variables dans le temps, de basse fréquence et générés par le réseau électrique, peuvent induire des courants électriques à l'intérieur du corps humain en raison de leur variation périodique. Selon leur intensité, ces courants peuvent stimuler les nerfs et les muscles, voire déclencher certaines réactions biologiques.

De nombreuses analyses in vivo et in vitro ainsi que plusieurs études épidémiologiques ont mis en évidence ces effets sur l'organisme.

Risques d'épilepsie ?

Dans quelles mesures les rayonnements électromagnétiques peuvent-ils perturber le fonctionnement du cerveau et des neurotransmetteurs ?

À cette question, certains scientifiques répondent sans hésiter : « Ces champs EBF (extrêmement basses fréquences) et les radiofréquences pulsées (c'est-à-dire émis par "trains intermittents") ont une influence indéniable sur la cellule, même s'ils sont largement en dessous des limites d'exposition de la population. »*

Cette influence peut se faire ressentir sur l'acétylcholine, un neurotransmetteur (ou neuromédiateur) intervenant dans la transmission de signaux entre les neurones (cellules cérébrales) et impliqué dans l'apprentissage de la mémoire (il est à noter que le cerveau des personnes atteintes de la maladie d'Alzheimer montre un déficit d'acétylcholine).

Ce qui précède fait craindre des effets déclencheurs de l'épilepsie, qui se traduit par un désordre neurologique résultant de décharges électriques anarchiques, provenant elles-mêmes « d'un déséquilibre entre certaines substances chimiques dans le cerveau, en particulier les messagers chimiques connus sous le nom de neurotransmetteurs »*.

Des études sur le poulet, le rat et le lapin ont démontré le rôle des champs électromagnétiques sur le déclenchement de l'épilepsie. Sur l'homme, des études ont mis en évidence leur influence sur l'activité électrique cérébrale ainsi qu'une « augmentation significative du risque d'épilepsie chez les travailleurs de compagnie d'électricité »*.

* Les citations proviennent du site du Csif-Cem (Comité scientifique sur les champs électromagnétiques). À consulter sur http://csifcem.free.fr/

+ d'info

Les effets thermiques : l'indice DAS

Les courants électriques se formant dans l'organisme, notamment sous l'effet des radiofréquences, provoquent, entre autres, un échauffement des tissus, plus connu sous les termes « d'effet thermique ». Il a été constaté sur les utilisateurs de téléphone portable. Cependant, ce phénomène a moins de risque de se produire avec les basses fréquences, à condition que l'on se tienne suffisamment éloigné de leurs sources d'émission et qu'on limite la durée d'exposition.

Le DAS désigne le « débit » (ou « taux ») d'absorption spécifique, soit la puissance émise par un champ électromagnétique et absorbée par un organisme vivant. Cet indice s'exprime en watts (W), milliwatts (mW) ou microwatts (µW) par kilo de tissu biologique, soit W/kg, mW/kg ou µW/kg.

L'ICNIRP (Commission internationale de protection contre les rayonnements non-ionisants) et l'OIT (Organisation internationale du travail) considèrent que, pour l'exposition du public aux rayonnements électromagnétiques, le DAS (ou TAS) ne devrait pas être supérieur à 80 mW/kg, sur des périodes n'excédant pas 6 minutes, et à 40 mW/kg pour les personnes plus exposées. En France, la réglementation limite le DAS « tête et tronc » à 2 W/kg pour les terminaux radioélectriques (téléphones portables). La loi impose aujourd'hui aux fabricants de le mentionner clairement sur leurs appareils.

Risques de leucémie ?

De nombreux chercheurs ont également pu mettre en évidence la réalité de ce risque à la suite d'enquêtes épidémiologiques menées en particulier au Royaume-Uni et publiées en 2007. Même si le bilan de ces études repose sur des résultats statistiques (propres à toute enquête épidémiologique), il n'en demeure pas moins qu'il est alarmant : le risque de leucémie serait supérieur de 69 % quand le lieu de résidence se situe à moins de 200 mètres d'une ligne à haute tension ! Retenons que cette enquête avait été précédée d'une étude, également épidémiologique, publiée aux États-Unis, en 1979, et qui associait cette forme de leucémie infantile au réseau électrique (étude Wertheimer et Leeper).

On peut voir dans cette « conclusion » le début d'une confirmation des craintes du Circ (Centre international de recherche contre le cancer), qui classait les champs électromagnétiques basse fréquence (50 Hz) comme « cancérogènes possibles pour l'homme ».

Il faut néanmoins reconnaître que, à ce jour, aucune étude biologique n'a prouvé le lien entre ces leucémies et les champs électromagnétiques d'extrêmement basses fréquences (EBF). Mais le contraire n'a pas été démontré non plus.

Les champs EBF et la maladie d'Alzheimer

On ne dispose pas d'études qui permettraient d'établir le même type de relations entre, d'une part, la maladie d'Alzheimer et la sclérose latérale amyotrophique (deux maladies dégénératives) et, d'autre part, les champs magnétiques d'extrêmement basses fréquences (EBF).

Cependant d'autres enquêtes, à la suite de celle menée par des chercheurs de l'université de Berne, pourraient confirmer que les champs EBF perturbent bien les contacts entre les cellules, un phénomène à l'origine des maladies neurodégénératives.

En ce sens, le Scenihr (*Scientific Committee on Emerging and Newly Identified Health Risks*, Comité scientifique des risques sanitaires émergents et nouveaux) a publié une étude, en 2009, tendant à démontrer une corrélation entre l'exposition aux champs EBF et la maladie d'Alzheimer.

L'électrosensibilité : une nouvelle maladie

On parle dorénavant « d'électrosensibilité » pour désigner une maladie relative à une « hypersensibilité électromagnétique », ou HSEM selon les initiales que lui attribue l'OMS, l'Organisation mondiale de la santé. Cette maladie se traduit, selon elle, « par divers symptômes dermatologiques (rougeurs, picotements et sensations de brûlure), des symptômes neurasthéniques et végétatifs (fatigue, lassitude, difficulté de concentration, étourdissement, nausées, palpitations cardiaques et troubles digestifs) ».

Certains avancent qu'il y aurait des facteurs psychologiques, une sorte de syndrome aux ondes électromagnétiques. Dans son rapport, l'OMS ajoute que « la HSEM est caractérisée par divers symptômes non spécifiques, qui diffèrent d'un individu à l'autre. Ces symptômes ont une réalité certaine et peuvent être de gravité très variable. Quelle qu'en soit la cause, la HSEM peut être un problème handicapant pour l'individu touché. Il n'existe ni critères diagnostiques clairs pour ce problème sanitaire ni base scientifique permettant de relier les symptômes de la HSEM à une exposition aux CEM (champs électromagnétiques). En outre, la HSEM ne constitue pas un diagnostic médical. Il n'est pas non plus évident qu'elle corresponde à un problème médical unique »*.

En clair, il n'est pas certain qu'il y ait une relation de cause à effet entre les champs électromagnétiques et les problèmes de santé évoqués.

De son côté, l'OMS précise qu'« à ce jour, aucun lien n'a été établi entre l'utilisation du

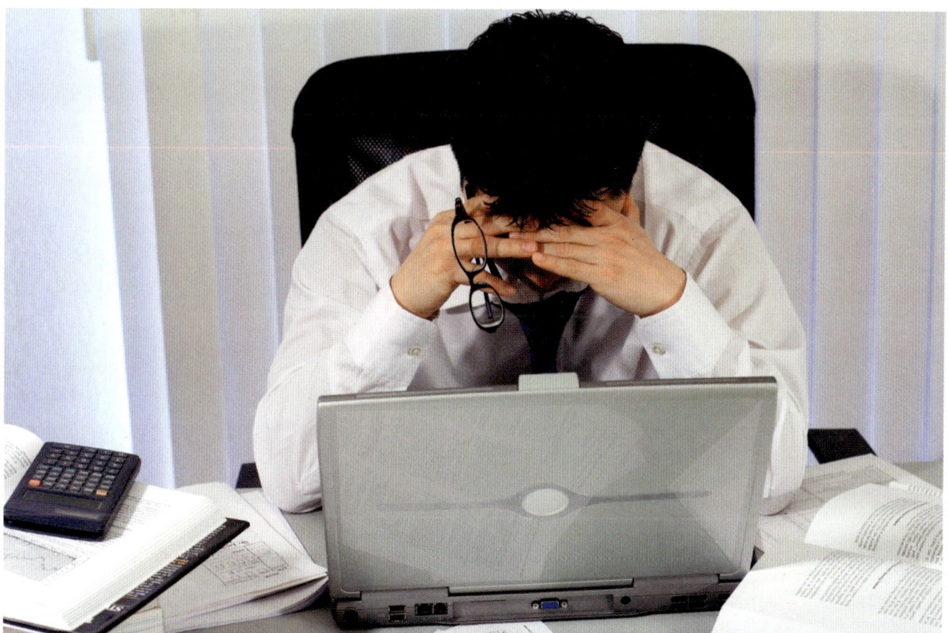

Les écrans des ordinateurs portables n'émettent pas de champs électromagnétiques intenses. Il est toutefois conseillé de faire de courtes pauses fréquentes pour se détendre les articulations et les muscles.

téléphone portable et d'éventuels effets néfastes sur la santé »* et qu'« à ce jour (mai 2010), aucun effet nocif sur la santé n'a pu être attribué à l'utilisation du téléphone portable ».

Il n'empêche que les « effets thermiques » (voir page 28) sont une réalité et qu'ils sont d'ailleurs mis à profit dans un certain nombre d'applications, comme le four à micro-ondes.

Ayant constaté les effets biologiques indiscutables des champs électromagnétiques, un certain nombre de chercheurs, eux, mettent en avant le principe de précaution pour prévenir précisément les problèmes sanitaires.

D'autres risques liés aux champs électromagnétiques

Outre les risques évoqués dans les pages qui précèdent (leucémie infantile, épilepsie, stress cellulaire, maladies neurodégénératives, maladie d'Alzheimer, etc.), certains chercheurs signalent la possibilité que les champs électromagnétiques extrêmement basses fréquences (EBF) entravent la production de mélatonine, hormone sécrétée par la glande pinéale (ou épiphyse), située dans le cerveau et liée au rythme circadien.

À ce sujet, l'OMS (Organisation mondiale de la santé) rappelle que la mélatonine pourrait avoir un rôle protecteur contre le cancer du sein... Ses experts nous alertent également quant aux effets sur le système immunitaire et hormonal. La liste des interrogations et des inquiétudes s'allonge...

De fait, depuis plusieurs années, de nombreux scientifiques ont attiré l'attention des pouvoirs publics sur les problèmes sanitaires consécutifs à l'exposition croissante aux ondes électromagnétiques, aux radiofréquences comme aux extrêmement basses fréquences, dans les lieux publics, sur les postes de travail, dans les logements, etc.

+ d'info

CEM ou champs électromagnétiques : ce qu'ils en pensent...

- **Dr David O. Carpenter, directeur de l'Institut de la santé et de l'environnement de l'université d'Albany, New York :** « Une exposition à long terme à certains types de CEM (champs électromagnétiques) peut avoir de sérieux effets sur la santé. Une bonne planification de la santé publique est maintenant nécessaire pour prévenir les cancers et maladies neurologiques liés à une exposition aux lignes électriques et autres sources de CEM. Nous devons éduquer le public et nos décideurs sur le fait qu'il est inacceptable que la situation actuelle se prolonge. »
- **Cindy Sage, de Sage Associates, http:// www.sage-associates.com :** « Les experts en politique publique et en champs électromagnétiques ont maintenant rendu leur avis sur le poids de la preuve. Les limites actuelles, fixées par la FCC et l'ICNIRP (*Federal Communications Commission* et *International Commission on Non-Ionizing Radiation Protection*, Commission internationale de protection contre les rayonnements non-ionisants, aux États-Unis), d'exposition publique et professionnelle aux irradiations électromagnétiques ne protègent pas la santé publique. De nouvelles normes d'exposition publique et professionnelle biologiquement fondées sont recommandées pour s'attaquer aux effets biologiques et aux effets d'exposition chroniques potentiellement néfastes pour la santé. Ces effets sont maintenant largement reconnus comme pouvant se produire à des niveaux d'exposition largement inférieurs aux limites nationales et internationales couramment définies. »

* *Aide-mémoire*, n° 193 et n° 296, de l'OMS (Organisation mondiale de la santé). À retrouver sur le site www.who.int/mediacentre/factsheets/fs296/fr/index.html

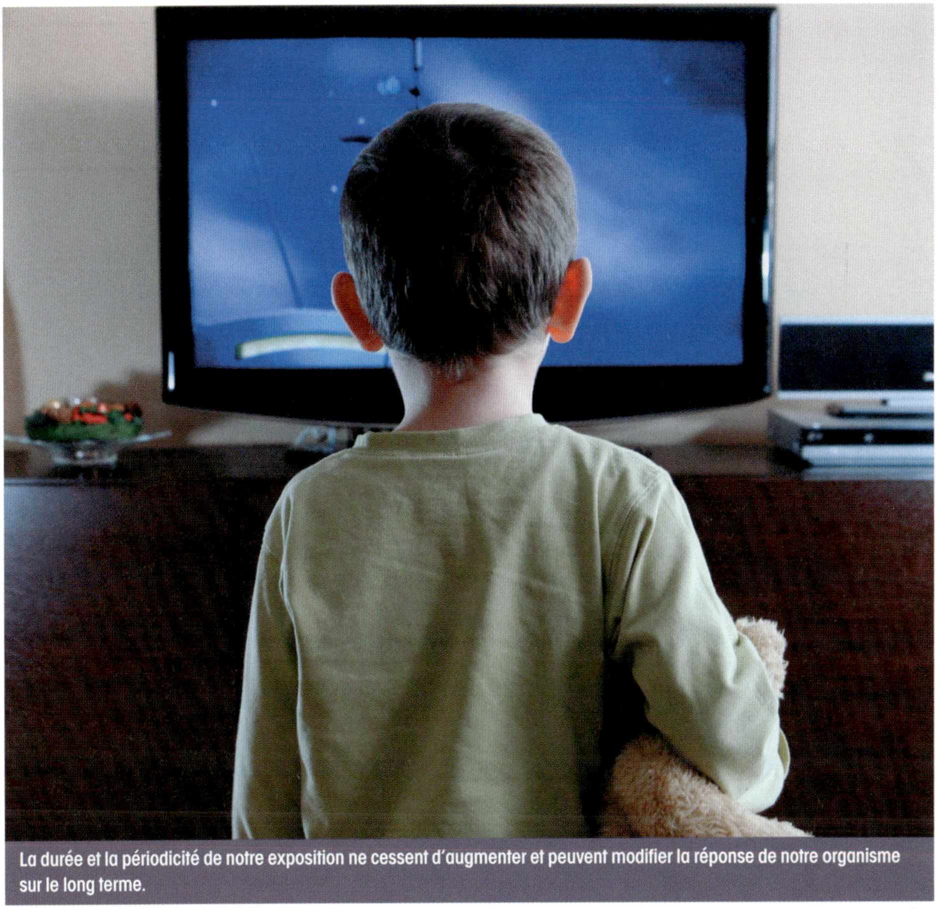

La durée et la périodicité de notre exposition ne cessent d'augmenter et peuvent modifier la réponse de notre organisme sur le long terme.

Veiller à sa santé, l'affaire de tous

En attendant que les pouvoirs publics mettent en application les principes de précaution résultant des recommandations des scientifiques, il appartient à chacun de nous de veiller à sa santé et à celle de ses proches par une série de mesures :

• Agencer son logement et s'équiper pour se protéger des ondes électromagnétiques.

• Choisir son lieu de résidence suffisamment distant des lignes à haute tension (voir pages 20 et 21, 40 à 46).

• Concevoir l'installation électrique de façon à éviter le passage des câbles à la tête du lit.

• Éloigner si possible les appareils électriques ou stations de base des téléphones sans fil.

• Éviter les radios-réveils électriques à la tête du lit.

• Installer une prise de terre efficace (voir pages 90 et 91).

• Ne pas regarder pas la télévision de trop près.

• Utiliser une oreillette avec son téléphone portable.

• Vérifier son four à micro-ondes et nettoyer les joints d'étanchéité, etc.

Les mesures et les normes

Les normes nationales et internationales fixant les valeurs limites d'exposition aux champs électromagnétiques suffisent-elles à protéger le public ? Tels sont les termes du débat engagé entre les experts et les pouvoirs publics depuis plusieurs années. Il est clair que des mesures appropriées et préventives doivent être prises, sans attendre les conclusions d'une recherche commencée voilà plus de deux décennies.

Les valeurs limites adoptées

Le *Guide provisoire pour l'établissement de limites d'exposition aux champs électromagnétiques aux fréquences de 50/60 hertz* publié par l'ICNIRP (Commission internationale de protection contre les rayonnements non-ionisants) fournit les normes officielles en vigueur dans la plupart des pays, dont la France. Ces normes indiquent les valeurs limites, établies à partir des effets immédiats des courants induits dans l'organisme humain par les champs électriques et magnétiques, soit 5 000 V/m (5 000 volts par mètre) pour le champ électrique et 100 µT (100 microteslas) qui équivalent à 1 000 mG (1 000 milligauss) pour le champ magnétique (voir pages 23 à 25).

Cependant, nombre d'experts soutiennent que ces valeurs sont trop élevées, rappelant qu'elles sont établies à partir des effets thermiques des champs électromagnétiques et

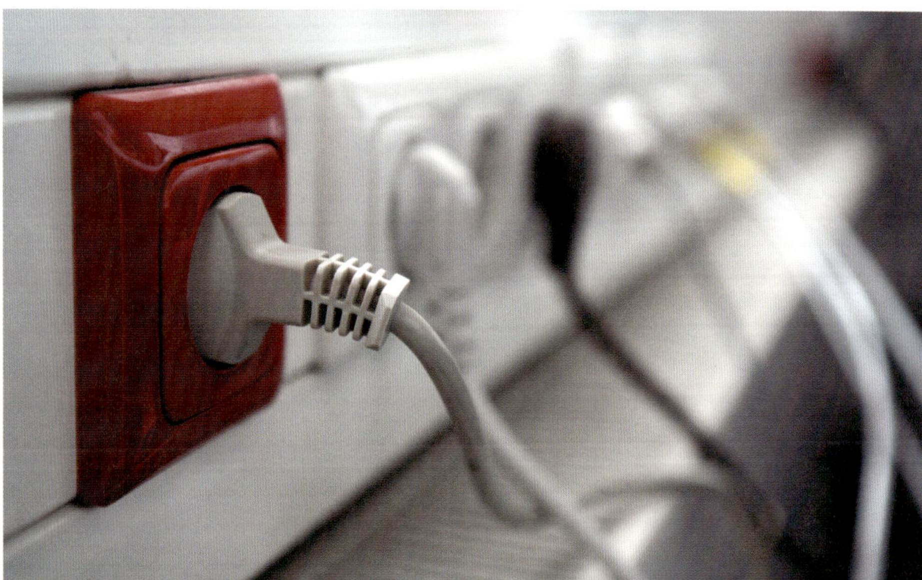

La multiplication des sources de champs électromagnétiques devrait imposer la révision des valeurs limites officielles.

non des effets biologiques résultant d'une exposition de longue durée. Ainsi, le NCRP (*National Committee for Responsive Philanthropy*, Conseil national américain de protection contre les radiations) avance des valeurs très inférieures : 10 V/m pour le champ électrique et 2 mG (0,2 µT) pour le champ magnétique. Ces valeurs, 500 fois inférieures à celles autorisées, ont d'ailleurs été adoptées par certains pays. D'autres organismes vont même plus loin, proposant des seuils de 1,5 V/m et 1 mG (0,1 µT).

Les propositions du rapport BioInitiative

Le rapport BioInitiative, publié en août 2007, constitue de ce point de vue l'une des études les plus importantes menées sur les conséquences de la multiplication des ondes électromagnétiques dans notre environnement. Il recommande, lui aussi, des limites de 10 V/m pour le champ électrique et 0,2 µT pour le champ magnétique. Voici quelques extraits significatifs de ce rapport :

• « Les normes actuelles édictées par l'ICNIRP (International Commission on Non-Ionizing Radiation Protection, Commission internationale de protection contre les rayonnements non-ionisants) et la FCC (Federal Communications Commission) pour fixer les limites d'exposition du public et des professionnels aux champs basses fréquences et aux radiofréquences ne suffisent pas à protéger la santé publique. »

• « Il existe des normes d'exposition du public et des professionnels aux EBF (extrêmement basses fréquences) et aux micro-ondes (abrégé MO, ou RF en anglais), afin de prendre en compte les effets biologiques et les troubles possibles de la santé dus à une exposition chronique aux EBF/ELF (*Extremely Low Frequency*, en anglais) et MO/RF (radiofréquences, encore appelées hautes fréquences). Il est maintenant reconnu que de tels effets peuvent survenir à des seuils d'exposition nettement plus faibles

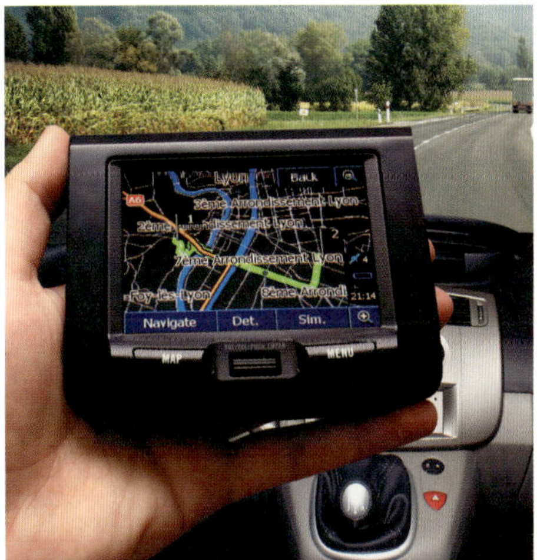

À l'intérieur comme à l'extérieur, nous nous trouvons en permanence dans un véritable « bain » d'ondes électromagnétiques.

que ceux préconisés par la plupart des normes nationales et internationales actuelles. »

• « Une limite d'exposition fondée sur les effets biologiques doit protéger des diverses intensités et modulations des EBF/ELF et MO/RF susceptibles, dans les cas d'exposition chronique, d'avoir un impact significatif sur la santé et le bien-être. »

• « La recherche doit se poursuivre, mais ne doit pas retarder les actions de régulation des EBF/ELF et des mesures préventives substantielles en matière de MO/RF, en fonction de l'impact potentiel sur la santé et le bien-être dus à une exposition chronique (...) »

• « Les normes d'exposition fondées sur les effets biologiques doivent protéger contre des expositions aux EBF/ELF et MO/RF dont les niveaux affectent ou changent le fonctionnement biologique normal des organismes humain. Elles ne doivent pas uniquement se baser sur l'énergie absorbée ni sur les niveaux thermiques de l'apport d'énergie et le réchauffement des tissus qui en résulte. Elles doivent protéger des conséquences d'une exposition chronique. »

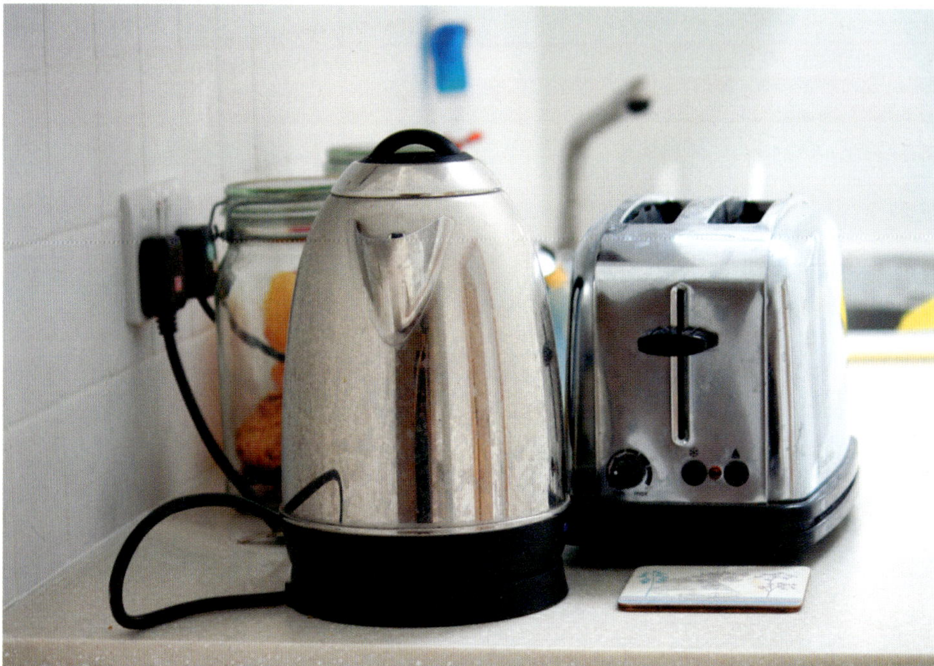

L'intensité des champs électromagnétiques n'est pas toujours en rapport avec la taille des appareils.

• « Les normes existantes se fondent sur les effets thermiques et ne concernent pas les effets non thermiques (ou de basse intensité) dont les effets biologiques et les effets nocifs sur la santé en cas d'exposition chronique ont été clairement démontrés. »

• « Les effets biologiques peuvent à la fois inclure les effets nocifs pour la santé et la perte de l'homéostasie (de l'équilibre, en général) et du bien-être. »

• « Il est nécessaire d'établir des normes d'exposition fondées sur les effets biologiques pour éviter les dysfonctionnements des processus biologiques naturels. Ont été démontrés des effets sur l'ADN (génotoxicité affectant directement l'intégrité du génome humain), la communication intercellulaire, la réparation cellulaire et la cicatrisation des tissus, l'évolution des cancers, et sur la protection contre les maladies cancéreuses ou neurodégénératives. Ont également été observés : des effets neurologiques, notamment sur la structure et les troubles du sommeil, la mémoire et les fonctions cognitives ; la dépression ; des pathologies cardiaques ; la perméabilité pathologique de la barrière hémato-encéphalique ; et les perturbations du fonctionnement normal des mécanismes d'immunité, de fertilité et de reproduction. »

• « La fréquence, l'intensité, la durée d'exposition, et le nombre de périodes d'exposition peuvent affecter la réponse de l'organisme. Ces facteurs peuvent, qui plus est, interagir les uns avec les autres et produire diverses conséquences. Pour bien cerner les conséquences biologiques d'une exposition aux CEM/EMF (champs électromagnétiques, electromagnetic fields), il faut comprendre si les effets sont cumulatifs, si l'organisme développe des réponses compensatrices, et quand l'homéostasie se brise. »

Normes officielles pour les basses fréquences

Recommandation/ norme	Champ électrique (V/m, volt/mètre)	Champ magnétique (A/m, ampère/mètre)	Champ d'induction magnétique (µT, microtesla)	Champ d'induction magnétique (mG, milligauss)
Royaume-Uni	12 000	1 273,6	1 600	16 000
ICNIRP (Commission internationale de protection contre les rayonnements non-ionisants) OMS/IRPA (Association internationale de radioprotection) Commission européenne	5 000 V/m	80 A/m	100 µT	1 000 mG
Belgique	5 000 V/m	80 A/m	100 µT	1 000 mG
CIRC de Lyon (Centre international de recherche sur le cancer)	5 000 V/m	0,32 A/m	0,4 µT (pour les expositions longue durée)	4 mG
France	5 000 V/m	NC	100 µT	1 000 mG
Italie	5 000 V/m	0,16 A/m	0,2 µT	2 mG
Suisse	5 000 V/m	80 A/m	100 µT-1 µT (pour les expositions longue durée)	1 000 mG
Suède (TCO 99)	10 V/m	0,16 A/m	0,2 µT	2 mG
Rapport BioInitiative	10 V/m	Écoles et nouvelles constructions : 0,08 A/m Autres bâtiments : 0,16 A/m	Écoles et nouvelles constructions : 0,1 µT Autres bâtiments : 0,2 µT	Écoles et nouvelles constructions : 1 mG Autres bâtiments : 2 mG
Scientifiques indépendants : • Jean-Marie Danze (Belgique) • Dr Roger Santini (France) • Pr Le Ruz, Criirem (Centre de recherche et d'information indépendant sur les rayonnements électromagnétiques non-ionisants, France)	Zone de repos : 5 V/m Autres : 10 V/m	Zone de repos : 0,04 A/m Autres : 0,16 A/m	Zone de repos : 0,05 µT Autres : 0,2 µT	Zone de repos : 0,5 mG Autres : 2 mG

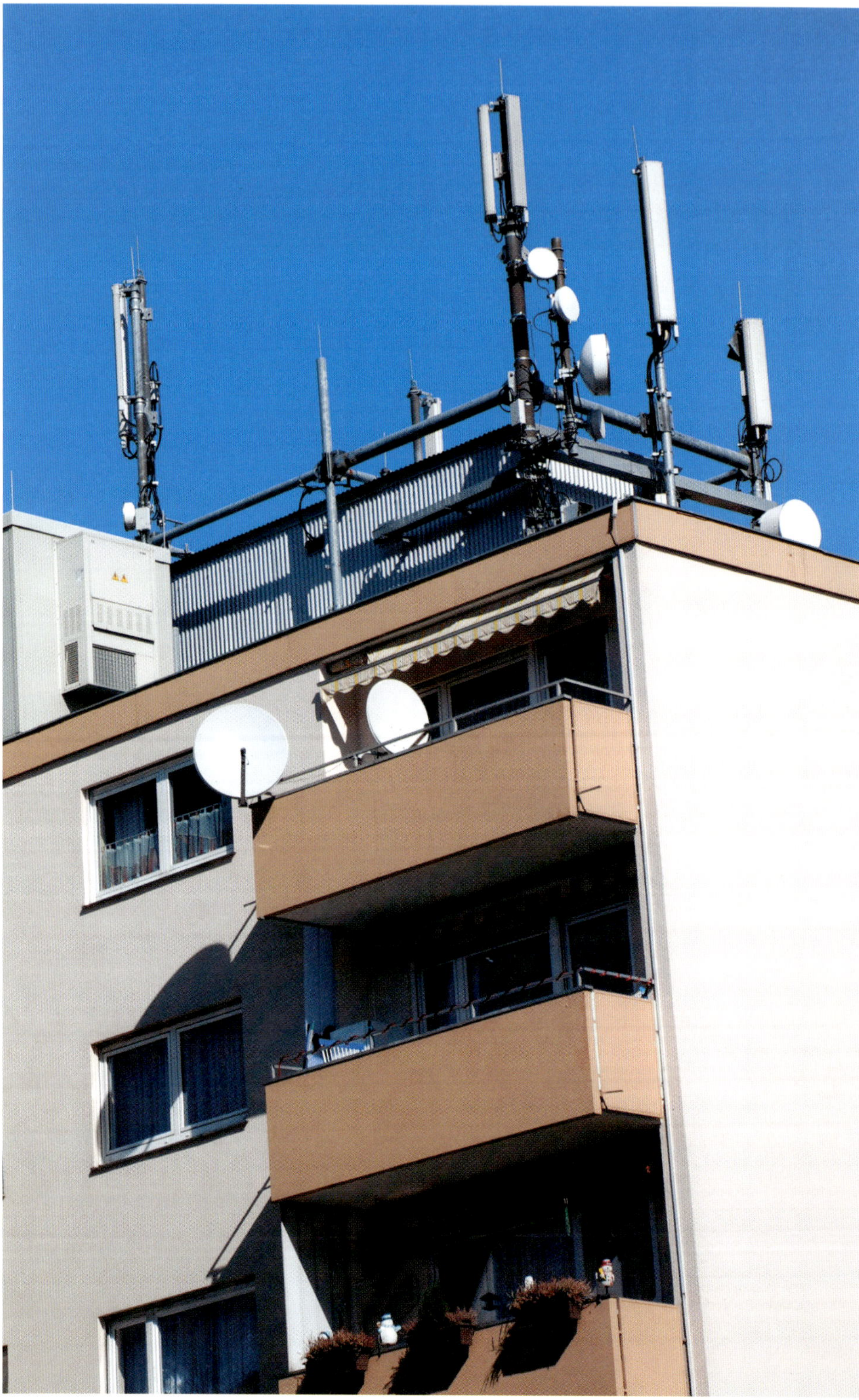

3 Les sources d'exposition **à l'extérieur**

À l'extérieur de chez soi, les sources d'exposition aux ondes électromagnétiques sont multiples et souvent permanentes, à la ville comme à la campagne. Lignes à haute tension, postes électriques, antennes-relais, lignes de chemin de fer, systèmes de communication sans fil (dans les gares, les trains, aéroports, restaurants, bibliothèques, lieux publics...) forment un maillage dense de champs électriques et magnétiques, souvent à notre insu. Un homme averti en vaut deux : voici les recommandations nécessaires pour s'en préserver, à commencer par choisir son lieu de résidence.

Les lignes à **haute tension**

Les lignes aériennes à haute tension ou très haute tension (jusqu'à 400 000 V – ou 400 kV – en France) permettent de transporter l'électricité depuis les centrales jusqu'aux points de distribution. Là, des postes de transformation abaissent cette tension jusqu'aux 230 V (ou 380 V en triphasé), qui est la norme en France pour les installations domestiques. Partout dans le monde, ces lignes sont très contestées en raison des effets probables sur la santé des champs électromagnétiques EBF (extrêmement basses fréquences) qu'elles émettent.

Des lignes contestées pour leurs effets sur la santé

Plusieurs pays ont interdit le passage de lignes à haute tension aériennes dans le voisinage des habitations, des fermes ou des écoles. Aux Pays-Bas, le réseau de transport de l'électricité est souterrain dans sa totalité. Il est vrai que l'enfouissement des lignes permet de supprimer le champ électrique qui ne traverse pas les matériaux ; et si le champ magnétique subsiste, il est fortement atténué. Cependant, dans les agglomérations urbaines, les lignes haute tension souterraines peuvent passer très près des maisons et les riverains, qui, ne s'en doutant pas, ne peuvent pas s'équiper pour s'en prémunir.

En France, l'un des pays européens où le pourcentage des lignes à haute tension aériennes est le plus élevé, la majorité des riverains s'oppose à certains tracés qui projettent le passage de lignes à très haute tension dans des zones habitées ou d'élevage. Car, outre le fait que ces lignes aériennes et leurs pylônes d'une hauteur pouvant atteindre 50 m et plus (selon les obstacles à franchir) défigu-

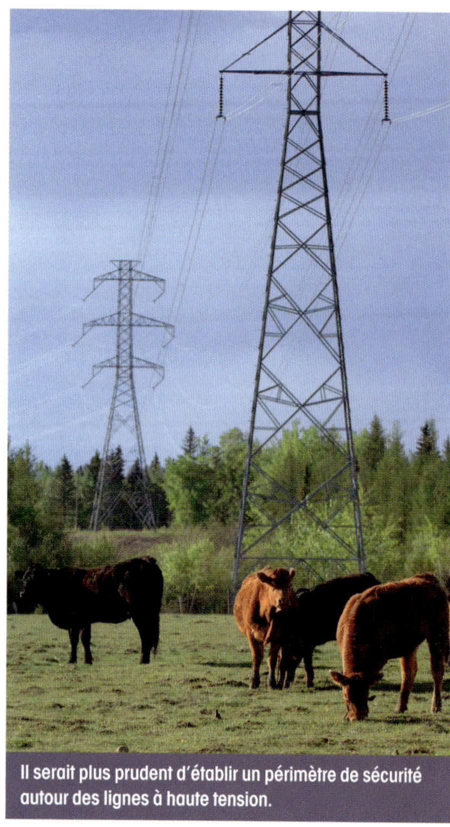

Il serait plus prudent d'établir un périmètre de sécurité autour des lignes à haute tension.

rent les paysages, ces installations sont susceptibles d'avoir un impact sanitaire sur les populations et les animaux vivant à proximité.

Les effets des courants électriques haute tension sur l'organisme sont reconnus : leucémie infantile, diminution du taux de fer dans le sang, augmentation des risques de maladies neurovégétatives, troubles cardiaques, perturbation du système immunitaire, irritabilité, asthénie, dépression, etc.

Cependant, le Grenelle de l'environnement (2007) n'a pas jugé recevable les recomman dations émanant de plusieurs chercheurs préconisant d'interdire toute construction à moins de 200 m des lignes à haute tension ou très haute tension.

Malgré tout, l'Afsset (Agence française de sécurité sanitaire de l'environnement et du travail, voir encadré ci-contre) vient de préconiser la création d'une zone d'exclusion de 100 m au minimum, de part et d'autre des lignes de transport d'électricité à très haute tension, pour de nouvelles constructions d'établissements recevant du public et accueillant des personnes sensibles... Mais des parlementaires ont contesté l'autorité pourtant reconnue de l'Afsset : l'Office parlementaire d'évaluation des choix scientifiques et technologiques (OPECST) s'oppose à la création d'une telle zone d'exclusion en raison du « coût élevé » et de « l'efficacité limitée » d'une telle mesure. Il est vrai que la précaution a un coût.

+ d'info

L'avis de l'Afsset (Agence française de sécurité sanitaire de l'environnement et du travail)

« Considérant, d'une part, que des associations statistiques ont été trouvées entre l'exposition aux champs extrêmement basses fréquences et les leucémies de l'enfant et, d'autre part, que les mécanismes d'action de ces effets n'ont pas été identifiés et que les valeurs limites d'exposition ne peuvent aujourd'hui être recalculées pour prendre en compte des hypothèses d'effets à long terme, l'Afsset estime qu'il est justifié, par précaution, de ne plus augmenter le nombre de personnes sensibles exposées autour des lignes de transport d'électricité à très haute tension et de limiter les expositions.

Cette recommandation peut prendre la forme de la création d'une zone d'exclusion de nouvelles constructions d'établissements recevant du public (hôpitaux, écoles, etc.) qui accueillent des personnes sensibles (femmes enceintes et enfants) d'au minimum 100 m de part et d'autre des lignes de transport de l'électricité à très haute tension. Corrélativement, les futures implantations de lignes de transport d'électricité à très haute tension devront être écartées de la même distance des mêmes établissements. Cette zone peut être réduite en cas d'enfouissement de la ligne. » Mars 2010.

À quoi servent les lignes à haute tension ?

Sous les termes de « haute tension », on englobe les lignes à très haute tension (THT), à haute tension (HT) et à moyenne tension (MT). À ce jour, le réseau français, géré par RTE (Réseau de transport d'électricité, filiale d'EDF, Électricité de France), est constitué de plus de 100 000 km de lignes aériennes, dont 80 % situées en milieu rural et naturel.

On utilise des lignes à haute tension pour transporter de l'électricité sur de longs parcours, de manière à limiter les pertes de tension sur la distance. De là à en déduire qu'il suffirait de décentraliser la production d'électricité pour éviter de recourir à ces lignes, il n'y a qu'un pas.

Vu les distances et le nombre de kilomètres couverts par les lignes à haute tension aériennes, de nombreux riverains sont concernés (ils sont près de 400 000 en France), tant par les lignes en service que par celles en projet. Les cas récents, notamment celui concernant le tracé Cotentin-Maine*, ont entraîné une enquête de santé publique.

Car l'on reconnaît désormais que les répercussions sont d'ordre à la fois sanitaire et environnemental, avec des conséquences sur les êtres humains, les animaux (voir encadré page 44) et donc sur la production agricole. Ces effets seraient mesurables jusqu'à 300 m de part et d'autre de la ligne, selon des études statistiques menées en particulier par le Criirem, le Centre de recherche et d'information indépendant sur les rayonnements électromagnétiques non-ionisants.

à savoir

> Distances de précaution recommandées

Le Criirem (Centre de recherche et d'information indépendant sur les rayonnements électromagnétiques non-ionisants) recommande de respecter les distances de sécurité suivantes entre un lieu de résidence et une ligne à haute tension. Avec pour base de calcul, 1 mètre par millier de volts :

- 90 000 V : 90 m.
- 130 000 V : 130 m.
- 225 000 V : 225 m.
- 400 000 V : 400 m.

Des installations fragiles

Un autre problème se pose. Les tempêtes de 1999 et de 2009 survenues sur le territoire français métropolitain ont mis en évidence la fragilité mécanique des ouvrages aériens de distribution de l'électricité. Ces intempéries ont détruit ou fortement endommagé des milliers de kilomètres de lignes et des dizaines de milliers de supports, privant d'électricité des millions de foyers durant plusieurs jours dans certaines communes de France.

De plus, dix années séparent ces deux événements. Cela témoigne-t-il d'une possible augmentation de fréquence de tels phénomènes climatiques dans les décennies à venir ?

Ajoutés aux conséquences sanitaires liées à l'émission de champs magnétiques d'extrêmement basses fréquences, ce sont là autant d'éléments qui plaident en faveur du réseau souterrain.

Les mesures et les normes recommandées

À l'aplomb d'une ligne très haute tension (THT), au niveau du sol, le champ électrique peut atteindre 5 000 V/m. Il est encore d'environ 2 000 V/m à 30 m de distance de la ligne, toujours au niveau du sol, d'après l'INRS (Institut national de recherche et de sécurité). Selon la même source, l'induction des champs magnétiques est de 30 µT juste sous la ligne et de 15 µT à environ 40 m (des organisations indépendantes relèvent cependant des valeurs supérieures allant jusqu'à 60 µT).

Certaines associations de riverains ont procédé elles-mêmes à des mesures. Sous des lignes haute tension (HT) de 63 kV, elles ont pu relever jusqu'à 900 V/m et 0,9 µT.

Ces mesures peuvent varier selon l'activité des lignes, lorsque la consommation de courant est plus élevée, notamment en période de froid, l'hiver.

* Le tracé Cotentin-Maine vise à créer une ligne à très haute tension de 160 km de long depuis l'EPR (*European Pressurized Reactor*, ou Réacteur pressurisé européen) de Flamanville, dans la Manche, jusqu'en Ille-et-Vilaine, après avoir traversé soixante-quatre communes. L'EPR doit être mis en service en 2012 (après six ans de travaux). EDF considère qu'il sera le premier d'une nouvelle génération de réacteurs nucléaires.

D'une manière générale, le groupe BioInitiative, qui regroupe scientifiques et professionnels de la santé publique et dont le rapport a été publié en 2007 (voir pages 35 et 36), prône les normes suivantes :

• 0,1 μT (1 mg) au maximum, dans les maisons où résident des enfants et des femmes enceintes ;

• 0,6 V/m là où « des gens vivent, travaillent et vont à l'école » et risquent d'être exposés à des radiofréquences, comme celles de la téléphonie mobile, que cite le Criirem (Centre de recherche et d'information indépendant sur les rayonnements électromagnétiques non-ionisants) sur son site www.criirem.org.

à savoir

> Tension des lignes et voltage

- **THT (très haute tension) : 400 000 V-225 000 V.**
- **HT (haute tension) : 90 000 V-63 000 V.**
- **MT (moyenne tension) : 20 000 V.**
- **BT (basse tension) : 380 V-230 V.**

L'ionisation de l'air : une autre conséquence des lignes aériennes

À proximité d'une ligne électrique à très haute tension aérienne, on perçoit parfois une sorte de bourdonnement, de grésillement provenant de l'ionisation de l'air, appelé souvent à tort « effet couronne », ce dernier étant la décharge électrique consécutive de cette ionisation.

Les ions sont eux-mêmes des atomes (formés d'un noyau et d'électrons) ayant perdu ou gagné un électron. L'atome est électriquement neutre : s'il perd un électron, il est électriquement positif ; s'il en gagne un, il est électriquement négatif.

Or lorsqu'ils sont positifs, ces ions peuvent être toxiques. Favorisant une augmentation de sérotonine dans le sang, ils provoquent migraines, troubles respiratoires, saignements du nez, nausées, tension nerveuse, etc. Une proportion importante (de l'ordre de 20 %) des ions produits dans l'environnement immédiat d'une ligne à haute tension peut être transportée par le vent jusqu'à une distance d'environ 1 kilomètre...

Par ailleurs, certaines conditions, dont l'humidité de l'air, activent la formation « d'arcs électriques » près des lignes aériennes ; l'air sec, lui, au contraire, est isolant. Ce phénomène se produit quand l'électricité traverse l'air entre deux conducteurs (câbles, objets ou engins métalliques). Il provoque alors une chaleur intense responsable de graves brûlures.

Ces différents constats plaident une fois de plus pour l'élargissement des périmètres de sécurité autour des lignes à haute tension.

Conseils de prudence aux agriculteurs

Les agriculteurs sont souvent amenés à passer sous les lignes à haute tension pour y travailler. Leurs cultures et les travaux des champs les y conduisent. Ils doivent donc être conscients des dangers qu'ils encourent lorsqu'ils se tiennent à proximité, et parfois à l'aplomb, de ces lignes, qu'elles soient basse, moyenne, haute ou très haute tension. RTE, organisme gestionnaire du transport de l'électricité, le rappelle suffisamment.

Il arrive en effet que les outils, barres de fer ou autres objets métalliques utilisés servent de conducteurs et provoquent un « amorçage » ou arc électrique (voir plus haut). Attention : ce risque s'accroît avec le degré hygrométrique de l'air. Le courant cherchant naturellement à retourner à la terre, il peut se servir du corps de la personne qui tient ou qui touche cet objet métallique, entraînant par là son électrocution.

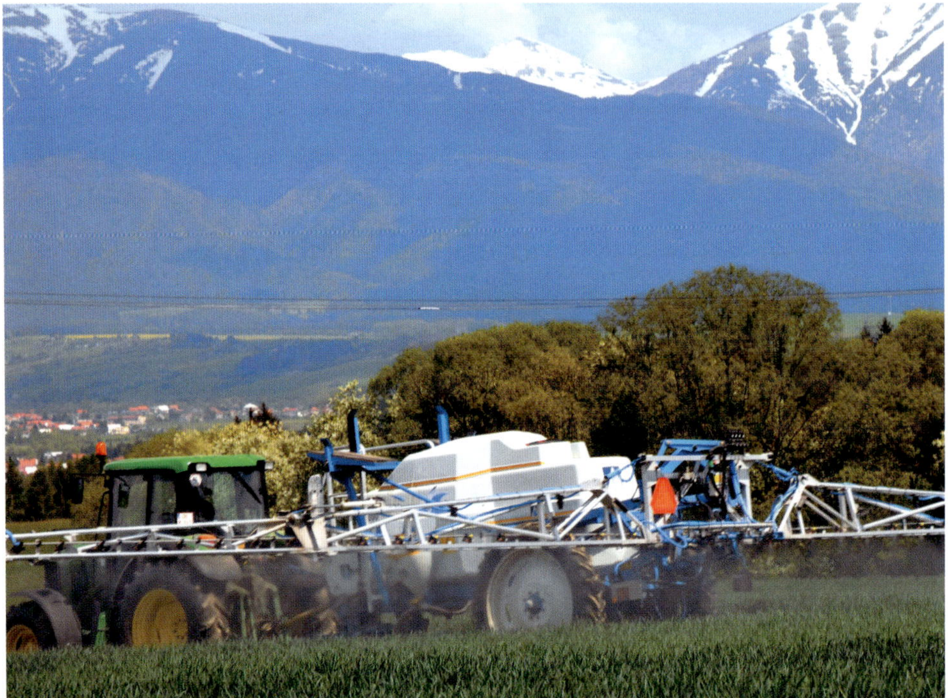

Les agriculteurs travaillent souvent à proximité de lignes à haute tension : attention aux engins de levage !

Dans la mesure du possible, tenez-vous à distance des lignes à haute tension. Surtout, n'omettez pas de raccorder à la terre toutes les constructions métalliques, clôtures, hangars contigus, etc. Évitez de travailler, et encore moins d'arroser, sous ces lignes. Ne touchez pas un objet qui peut être en contact avec la ligne, ce qui arrive parfois quand on effectue des travaux d'élagage. Attention également aux engins de chantiers et de levage, qui peuvent heurter les lignes au cours de leurs manœuvres. Enfin, soyez également prudent lors des interventions de toiture sur les bâtiments proches des lignes.

Si vous devez entreprendre des travaux à proximité d'une ligne à haute tension, contactez au préalable le distributeur ERDF (Électricité réseau distribution France) ou votre mairie pour vous assurer des mesures de prévention à prendre.

+ d'info

L'influence des champs électromagnétiques sur les animaux d'élevage

En octobre 2008, le tribunal de grande instance de Tulle (Corrèze) condamnait RTE (Réseau de transport d'électricité) à dédommager un agriculteur pour le préjudice causé par une ligne à très haute tension (400 000 volts) sur son élevage. Montant de l'indemnité : 390 648 euros. Les huissiers avaient établi que les animaux souffraient d'hémorragies, d'ulcères, de mammites ; les veaux et les jeunes porcs étaient victimes de surmortalité...

Conseils de prudence aux plaisanciers

Les conseils de précaution aux agriculteurs sont valables pour toutes les personnes amenées à évoluer à proximité d'une ligne électrique. Parmi elles, les pêcheurs, chasseurs, sportifs, aéromodélistes, adeptes du parapente ou de l'ULM, etc.

Les pratiquants de ces formes de loisirs veilleront à toujours se tenir à distance des lignes électriques aériennes lors de leurs déplacements, afin d'éviter la formation accidentelle d'un arc électrique avec un objet qui se trouverait pointé vers elle.

Ne passez pas sous une ligne. Si vous ne pouvez pas faire autrement, tenez vos instruments horizontalement : attention, certaines cannes de pêcheurs, en carbone, sont conductrices.

Si vous pratiquez le parapente ou un autre sport de plein air qui peut vous conduire près de ces lignes, respectez ces consignes. Pour les voltigeurs, demandez conseils à votre club.

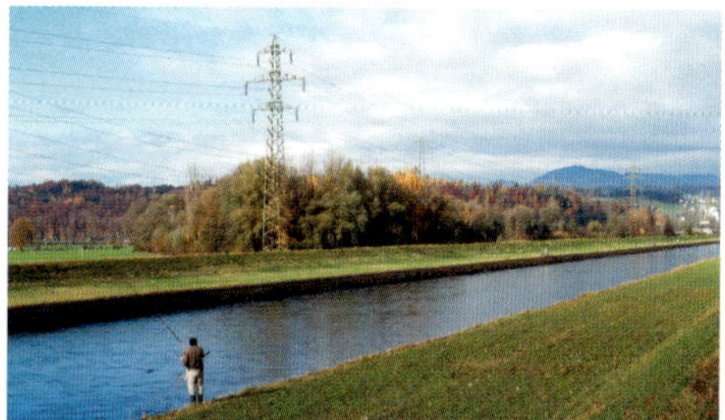

Si vous pêchez, essayez de trouver un coin exempt de lignes à haute tension.

Exemples de champs électriques et magnétiques à 50 Hz pour des lignes électriques aériennes

	Champ électrique (en volts/mètre, V/m)	Champ magnétique (en microteslas, µT)
Ligne à 400 kV		
Sous la ligne	5 000	30
À 30 mètres de l'axe	2 000	12
À 100 mètres de l'axe	200	1,2
Ligne à 225 kV		
Sous la ligne	3 000	20
À 30 mètres de l'axe	400	3
À 10 mètres de l'axe	40	0,3
Ligne à 90 kV		
Sous la ligne	1 000	10
À 30 mètres de l'axe	100	1
À 100 mètres de l'axe	10	0,1
Ligne à 20 kV		
Sous la ligne	250	6
À 30 mètres de l'axe	10	0,2
À 100 mètres de l'axe	Négligeable	Négligeable

Sources :
Afsset (Agence française de sécurité sanitaire de l'environnement et du travail), mars 2010.
EDF (Électricité de France) et RTE (Réseau de transport d'électricité), 2006.

Les postes de **transformation**

Les postes de transformation ont pour fonction d'élever ou d'abaisser la tension du courant électrique avec un minimum de pertes d'énergie. En France, le transport est assuré par RTE (Réseau de transport d'électricité), filiale d'EDF (Électricité de France) et la distribution par ERDF (Électricité réseau distribution France), filiale également d'EDF.

L'électricité est produite dans des centrales à partir de combustibles divers comme le pétrole, le gaz, le charbon ou encore à partir de la biomasse, la fission d'atomes d'uranium (nucléaire), l'énergie hydraulique, éolienne, solaire, etc. Ces sources d'énergie alimentent un alternateur, qui permet de créer du courant alternatif. Ce dernier est ensuite dirigé vers les lignes à haute tension. Lors de ce processus, la tension du courant va passer des 20 000 volts (V) initiaux jusqu'à 400 000 V (pour les lignes THT, très haute tension) par l'intermédiaire de transformateurs, afin de permettre le transport de l'électricité sur les longues distances.

Postes sources et postes de distribution

Les premiers postes de transformation sont appelés « postes sources ». Ces premiers ouvrages

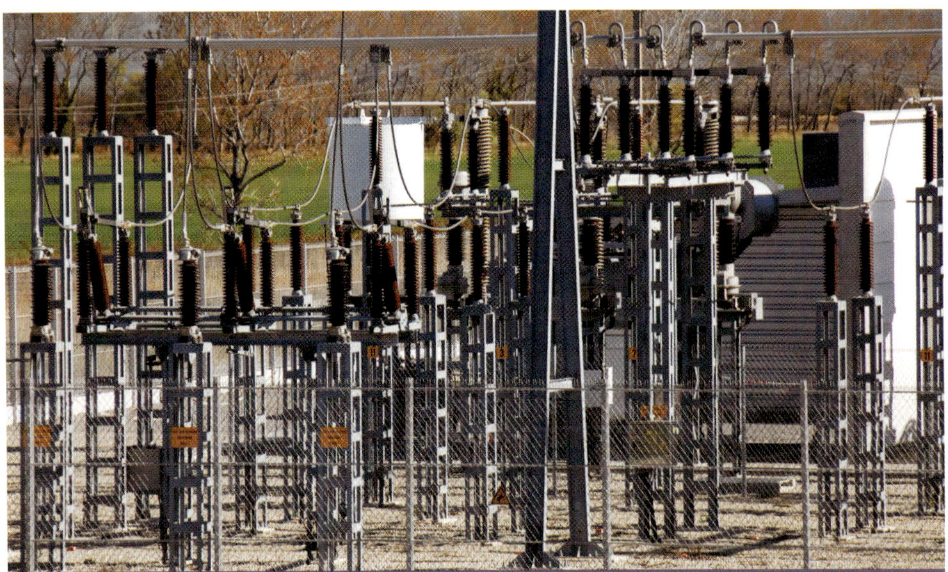

Poste de transformation électrique : entrée strictement interdite !

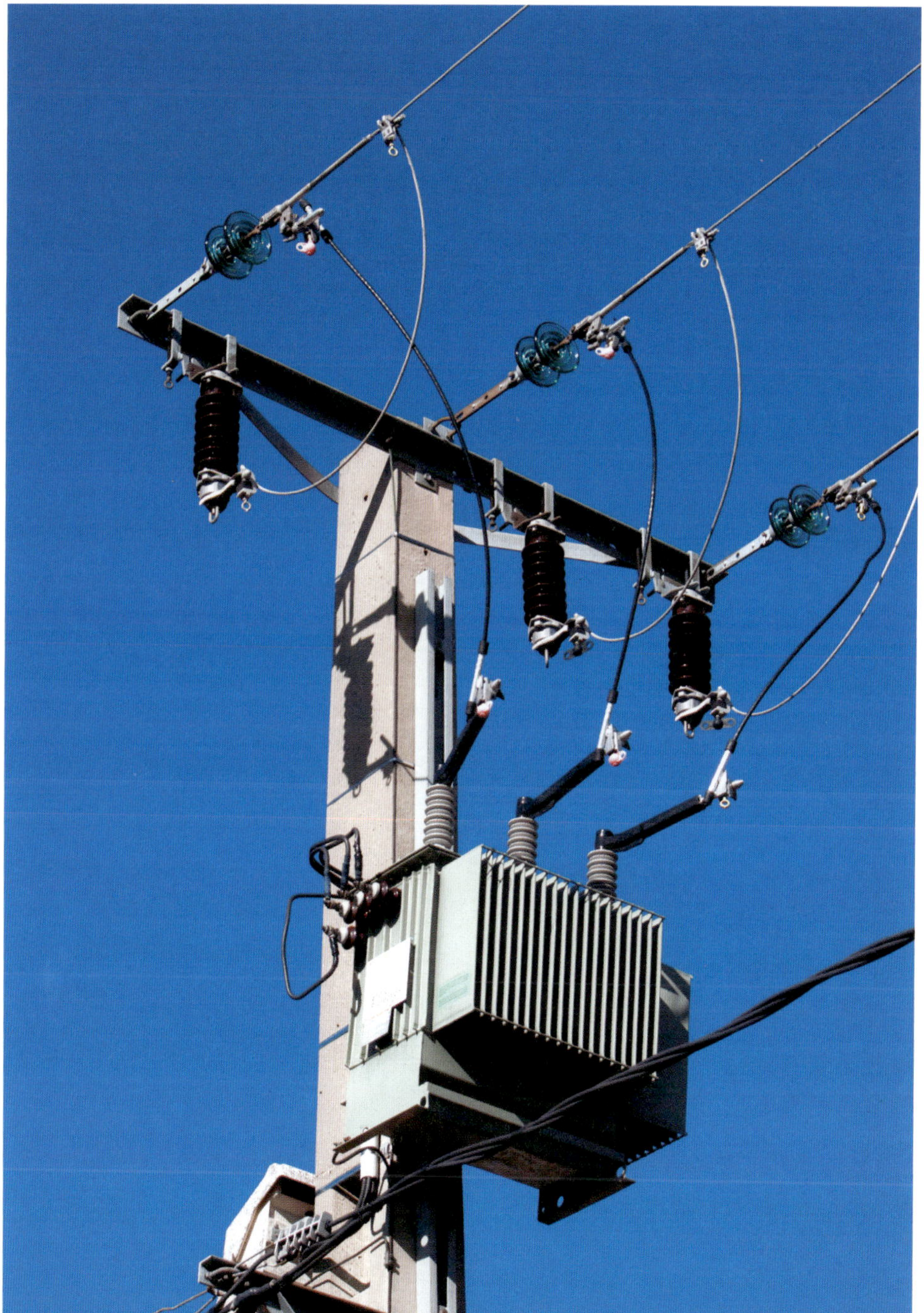

Le fonctionnement d'un poste de transformation implique la formation de champs magnétiques intenses.

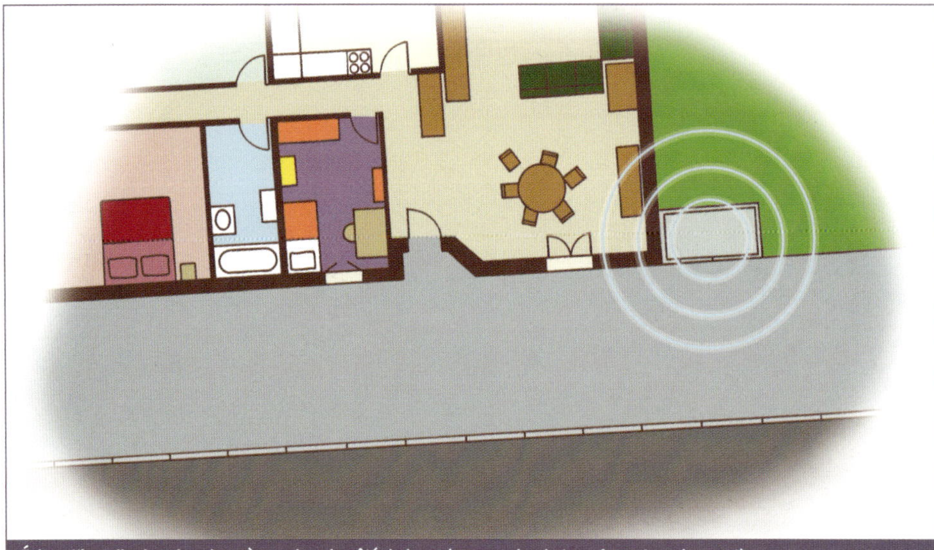

Évitez d'installer les chambres à coucher du côté de la maison proche du transformateur de quartier.

de distribution sont situés en amont de toutes les installations et permettent de transformer la haute tension (HT) en moyenne tension (MT).

D'autres postes de distribution sont placés sur le parcours du courant et au niveau des différents points de répartition de l'électricité, afin d'abaisser la haute tension avant la distribution du courant soit en moyenne tension (20 kV et 15 kV) pour les agglomérations et l'industrie, soit en basse tension (380 V et 220 V), dont le particulier prend « livraison » au niveau du compteur, dans son logement ou sa propriété. Ce sont des postes de transformation (transformateurs EDF) dont l'entrée est strictement interdite : il y a danger de mort.

Les postes de transformation adaptent donc la tension de l'électricité à son transport, à sa répartition et à sa distribution.

Principe de fonctionnement d'un transformateur

Cette présentation sommaire permet de comprendre le rôle d'un transformateur, dont le fonctionnement implique la formation de champs magnétiques intenses, plus importants que ceux créés lors de la circulation du courant le long d'un câble électrique (voir pages 23 à 25). Et un champ magnétique induisant une tension voulue, c'est précisément ce que qui est recherché. On se contentera ici d'attirer l'attention sur l'intensité des champs électromagnétiques provenant des postes de transformation. Ces champs se feront d'autant plus ressentir que l'on se trouve à leur proximité.

Se soustraire à l'influence d'un poste de transformation

Il est parfois souhaitable de repenser l'aménagement et la répartition des différentes pièces d'une maison proche d'un transformateur de quartier, dans le but de soustraire les chambres (et les dormeurs) à ces nuisances.

On rencontre également des transformateurs 20 kV/400 V, qui sont directement implantés dans des immeubles pour distribuer le 230 V dans les différents logements. Ces transformateurs doivent répondre à des normes de construction et être installés dans des locaux adaptés, dont l'armature forme une cage de Faraday assurant la protection contre les rayonnements électromagnétiques de hautes fréquences. Cependant, plusieurs appartements, ceux notamment situés au-dessus du local, sont concernés par les fréquences basses (50 Hz) et le bruit du transformateur.

Comment repérer les endroits où les champs magnétiques sont les plus intenses ? Avec une boussole, dont l'aiguille est alors perturbée.

En résumé

• Plus la tension de la ligne électrique est élevée, plus la zone de rayonnement électromagnétique est large et le rayonnement intense.

• La zone de rayonnement peut être plus étendue et le champ électromagnétique plus intense en hiver, quand la demande d'électricité est plus importante.

• Une haie d'arbres (à feuillage persistant pour demeurer efficace en hiver) installée en limite de propriété peut faire écran aux rayonnements électromagnétiques émis par une ligne électrique aérienne et évacuer ces rayonnements vers la terre (voir dessin ci-dessous).

• Les lignes souterraines n'émettent que des champs magnétiques, les champs électriques ayant été mis à la terre.

• Des études statistiques ayant relevé l'influence des champs électromagnétiques sur l'apparition de la leucémie infantile (voir page 30), il devrait être impératif de ne construire ni crèches ni écoles dans les périmètres d'influence des lignes à haute tension.

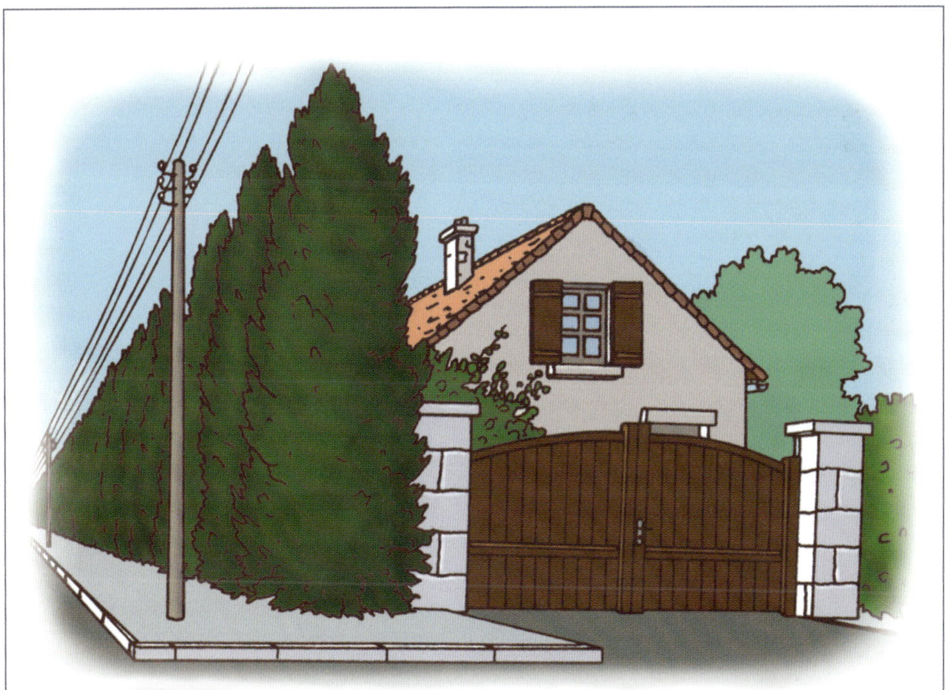

Une haie d'arbres à feuillage persistant fait écran aux rayonnements électromagnétiques provenant de la ligne à haute tension.

La téléphonie mobile et les antennes-relais

La téléphonie mobile connaît un développement spectaculaire depuis maintenant plus de deux décennies. Conçu à l'origine comme un moyen de communication sans fil limité à la transmission de la voix, le « portable » trouve aujourd'hui un nombre croissant d'applications. Transmettre sons, images, vidéos, pages multimédias, et pouvoir se connecter à des réseaux comme Internet implique des puissances de débits, elles-mêmes rendues possibles par les hautes fréquences. Avec, pour corollaire, une exposition croissante aux fréquences émises, tant par les antennes-relais que par les téléphones portables.

Comment fonctionne la téléphonie mobile ?

Le fonctionnement de la téléphonie mobile repose sur le maillage d'un territoire en zones – ou « cellules » –, de quelques centaines de mètres carrés (en ville) ou de kilomètres carrés (à la campagne). C'est pour cette raison qu'on parle de téléphone cellulaire. Le distinguo est volontairement fait entre milieux urbains et zones rurales, parce qu'il y a moins d'obstacles à la diffusion des radiofréquences dans le second cas.

Chaque cellule correspond à une aire géographique. Elle est « couverte » par un émetteur-récepteur qui permet à l'utilisateur de recevoir sa communication. Quand on sort d'une cellule, la communication est transférée à la cellule voisine, desservie par un autre émetteur-récepteur. Pour que la communication « passe », il faut donc se trouver dans l'espace d'une cellule.

Le téléphone mobile fonctionne par conséquent à la condition, d'une part, que le territoire soit « découpé » en cellules, et, d'autre part, que les communications soient transférées d'une cellule à l'autre, relayées par les émetteurs, d'où le terme « d'antennes-relais ».

Qu'est-ce qu'une antenne-relais ?

La téléphonie mobile ne pourrait fonctionner sans les antennes-relais (aussi appelées stations de base), qui reçoivent et communiquent les appels provenant des téléphones mobiles, les liaisons se faisant par ondes radio. Les antennes-relais sont reliées entre elles et avec leur centre de contrôle soit par des faisceaux hertziens, ce qui suppose la circulation d'ondes électromagnétiques, soit par des câbles à fibres optiques.

Mais cet acheminement des signaux par voie filaire n'est pas toujours souhaité par les opérateurs en raison des difficultés à l'installer (relief, zones isolées, etc.) et de son coût. Cette liaison se fait alors par des antennes, qui génèrent des faisceaux en gigahertz (GHz) de grandes portées (de 4 à 23 GHz, parfois jusqu'à 50 GHz).

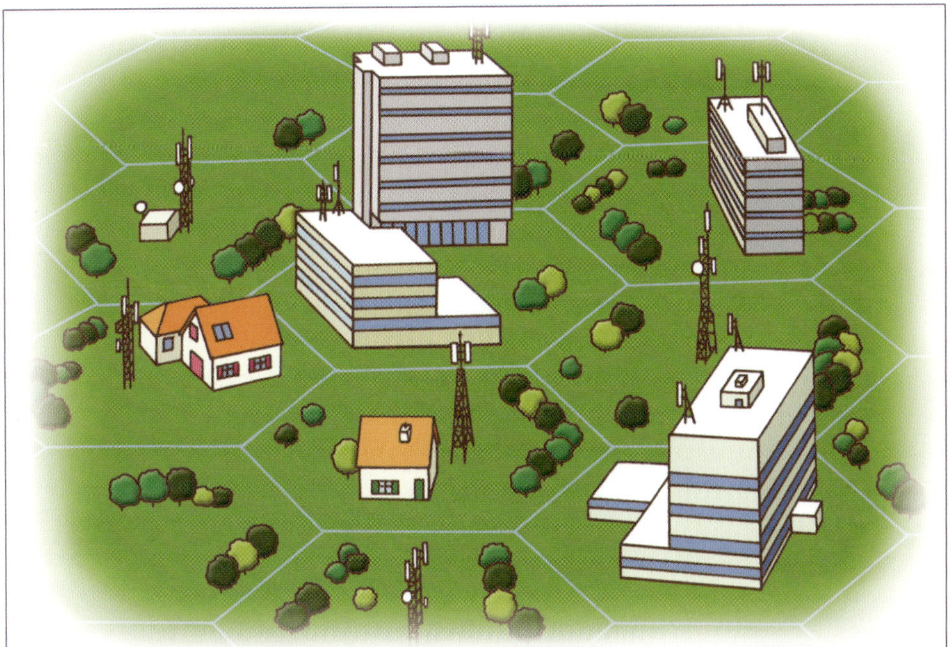

Représentation schématique du mode de fonctionnement de la téléphonie mobile. Chaque cellule est équipée d'une antenne-relais, à la fois récepteur et émetteur.

Les antennes-relais ne sont pas toujours visibles, les trois opérateurs actuels (Orange, Bouygues Telecom et SFR) mettant en avant une politique d'intégration des nouvelles installations dans le paysage. On voit ainsi, par exemple, de plus en plus d'antennes « déguisées » en arbres pour ne pas choquer les amoureux de la nature, camouflées derrière des clochers d'église... Un quatrième opérateur, Free, devrait intervenir dès 2012, ce qui conduira automatiquement à l'augmentation du nombre d'antennes. La technologie sert les intérêts commerciaux.

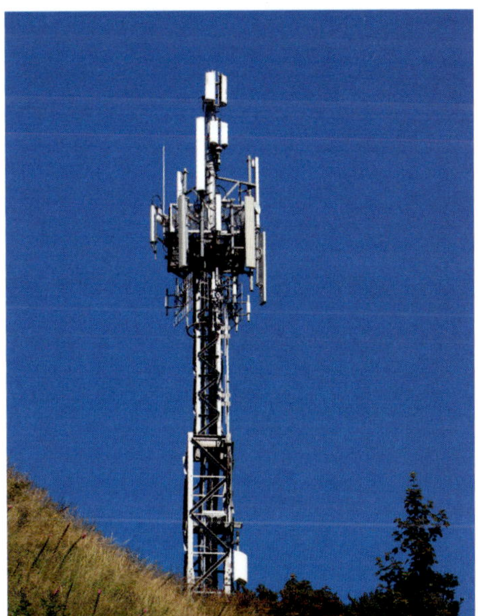

On comprend pourquoi certains opérateurs cherchent à « intégrer » les antennes dans le paysage...

À ce jour, les antennes-relais sont surtout installées sur des immeubles d'habitation, des bâtiments publics, des clochers d'église, des châteaux d'eau, des silos, des pylônes, etc. On peut désormais en connaître l'emplacement exact en se reportant à la carte détaillée publiée par l'Agence nationale de fréquences (sur le site www.cartoradio.fr). Si on y trouve la situa-

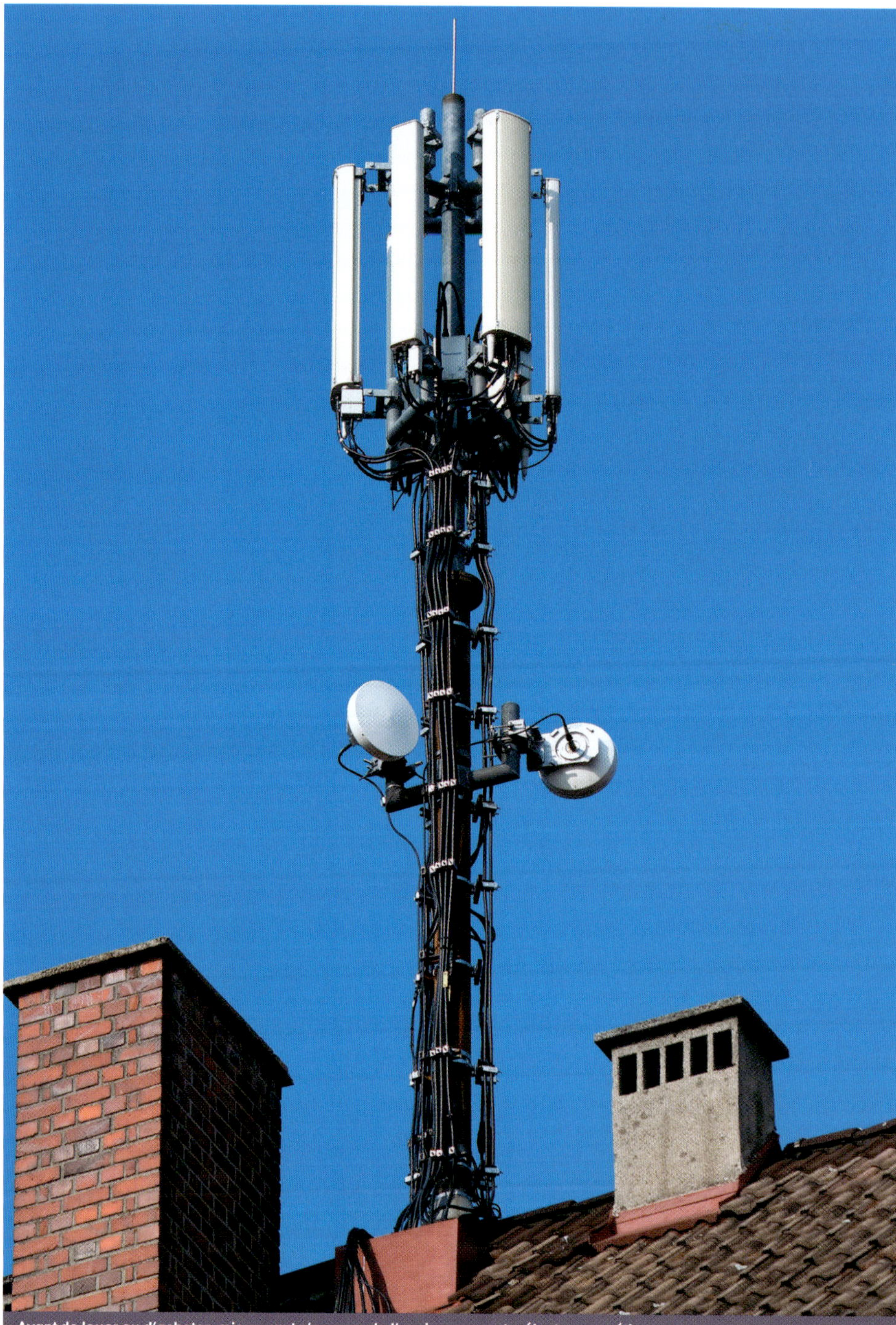

Avant de louer ou d'acheter, mieux vaut s'assurer de l'environnement... électromagnétique.

tion des stations de base, il n'en est pas toujours de même des caractéristiques des émetteurs ni du résultat des mesures de champs électriques en volts/mètre (V/m). Ce que l'on doit regretter.

Le niveau d'émissions des antennes-relais

Qu'elle soit « déguisée » ou non, une antenne émet des ondes radio. Toute la question est de savoir à partir de quelle valeur les champs électriques émis ont une incidence sur la santé. Alors que près de 90 % de la population française est équipée d'un téléphone portable et que les antennes-relais prolifèrent, cette question hante, à juste titre, nos contemporains. Il est difficile d'évaluer le nombre exact des antennes-relais en France : les associations indépendantes en ont dénombré 47 000 en France (en 2009), dont plus de 2 200 à Paris (stations macro-cellulaires installées sur les toits et micro-cellulaires, en façade).

Les batailles, procès, confrontations qui opposent régulièrement opérateurs d'une part, et riverains avec leurs associations, d'autre part, portent principalement sur les niveaux d'exposition auxquels la population est soumise, notamment dans les logements, les écoles, les lieux de travail, etc.

En avril 2009, le Parlement européen votait le rapport Ries (du nom de l'eurodéputée belge), qui recommande une limitation du champ électrique à 3 volts par mètre (V/m). Pourtant, la réglementation française actuelle fixe les valeurs limites entre 41 V/m (selon la recommandation de l'OMS, Organisation mondiale de la santé) et 61 V/m ! Pourquoi une telle différence, alors que la plupart de nos voisins ont déjà adopté des normes allant de 3 à 6 V/m ?

De nombreux scientifiques et associations non gouvernementales (Agir pour l'environnement, Priartem, Robin des toits, entre autres) préconisent depuis plusieurs années non seulement d'installer les antennes à 400 mètres au minimum des habitations, mais encore de limiter leur puissance d'émission à 0,6 V/m au maximum, comme beaucoup de pays en Europe. On est bien loin de ces chiffres...

Puissances d'émission : les normes en Europe

Pays ou régions	Normes pour des fréquences de 900 et de 1 800 MHz (mégahertz)
France	41 V/m à 61 V/m (volts/mètre)
Allemagne	41 V/m à 58 V/m (volts/mètre)
Suède	41 V/m à 58 V/m (volts/mètre)
Royaume-Uni	41 V/m à 58 V/m (volts/mètre)
Italie	6 V/m (volts/mètre)
Pologne	6 V/m (volts/mètre)
Russie	6 V/m (volts/mètre)
Suisse	4 V/m (volts/mètre)
Belgique	3 V/m (volts/mètre)
Luxembourg	3 V/m (volts/mètre)
Valence	0,6 V/m (volts/mètre)
Salzbourg (Autriche)	0,6 V/m (volts/mètre)
Liechtenstein	0,6 V/m (volts/mètre) à l'horizon 2012

Source : Asef (Association santé environnement France).

Prévenir les risques

Le débat sur les antennes-relais se pose ainsi : d'un côté, les opérateurs soutiennent que la qualité des communications dépend de la puissance d'émission des antennes-relais et que la multiplication de ces dernières est la conséquence de l'utilisation croissante du téléphone portable, une même antenne ne pouvant gérer qu'un nombre limité d'appels en même temps ; de l'autre, les organismes indépendants préconisent au contraire de miniaturiser les antennes, donc de réduire leur puissance d'émission et, par voie de conséquence, les seuils d'exposition des usagers.

Doit-on craindre dans ce cas de voir le nombre des antennes-relais augmenter pour offrir les mêmes qualités de réseau ? Ces stations micro-cellulaires auraient-elles pour effet pervers « d'augmenter l'exposition du public aux ondes radio » comme l'affirme l'Association française des opérateurs mobiles (Afom) car, « moins puissantes, les micro-antennes doivent être installées plus près des utilisateurs » ?

La question est donc bien celle des seuils d'exposition d'une part et de la multiplication des antennes-relais d'autre part, ce dernier phénomène résultant lui-même de la multiplication des opérateurs. Sans agir sur ces deux facteurs, on ne saurait prévenir efficacement les risques.

Car s'il est vrai que les antennes-relais ne sont pas au contact direct avec le corps, contrairement aux téléphones portables, il n'en demeure pas moins que, pour les riverains, la durée d'exposition est constante. De plus, le mode d'émission pulsé des ondes semble augmenter les conséquences des hyperfréquences sur l'organisme. C'est pourquoi il ne s'écoule plus de jours sans que l'on voie riverains et municipalités s'opposer à l'implantation d'antennes-relais.

Les témoignages affluent quant aux perturbations qu'elles entraînent. Ils s'accompagnent souvent de relevés effectués chez les

+ d'info

Quelques-uns des symptômes dont se plaignent les riverains

Il semble que les antennes-relais provoquent : nausées, palpitations, acouphènes, perte d'appétit, maux de tête, désorientation, perte de mémoire, vertiges, fatigue chronique, baisse de la libido, saignements de nez, nervosité, perturbations visuelles ou auditives, difficultés de concentration, problèmes cardio-vasculaires, dermatites, démangeaisons (en principe dans le dos), problèmes digestifs (aérophagie, rots, gastrite, vomissements, etc.), problèmes respiratoires (sinusites ou rhinites chroniques, essoufflements, etc.), tendance dépressive, crampes musculaires, douleurs articulaires, perturbation du sommeil, etc.

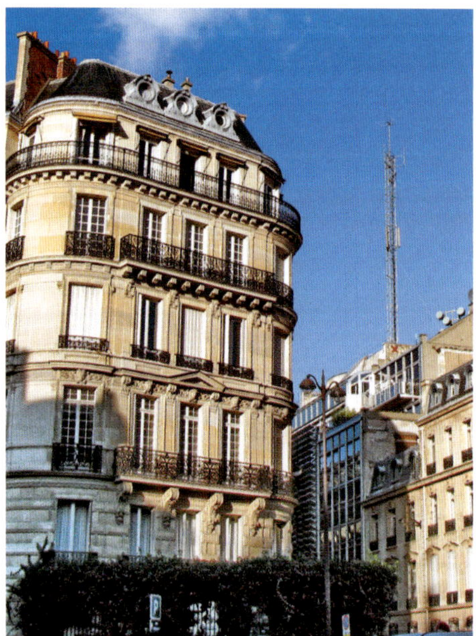

Les riverains les plus exposés sont ceux qui habitent l'immeuble en vis-à-vis de celui sur lequel est implantée l'antenne-relais.

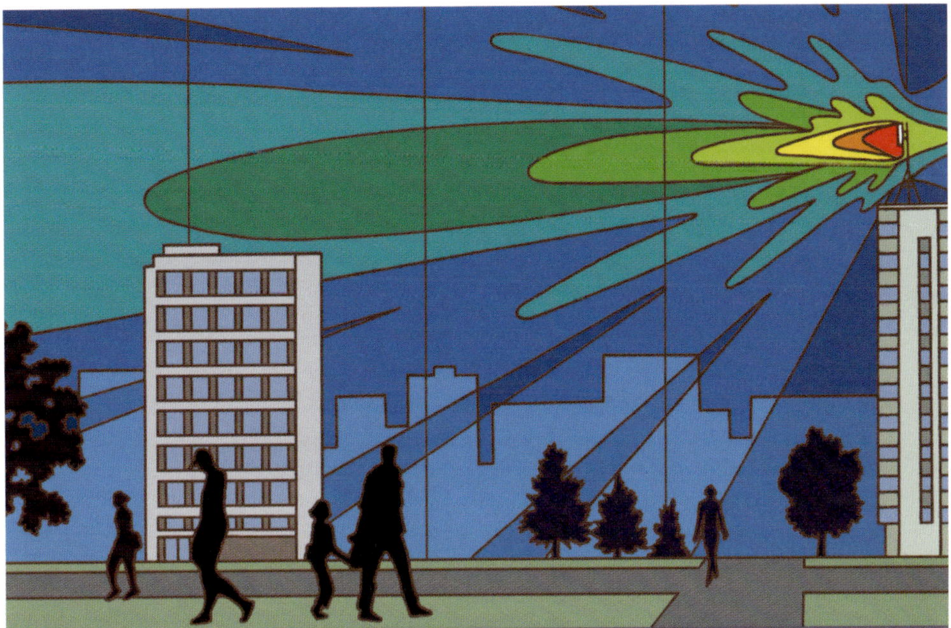

L'antenne-relais est ici implantée sur un immeuble à une trentaine de mètres de hauteur. Les constructions voisines ne lui sont pas exposées en raison de leur éloignement : elles ne se trouvent ni sur l'axe de son lobe principal (du rouge au vert), ni sur celui des lobes secondaires (vert clair).

plaignants révélant des niveaux d'émission élevés, responsables, à leurs dires, de violents maux de tête, nausées, anxiété, baisse de la libido, troubles du sommeil, maladies de la peau, etc. Et souvent, relève l'Asef (Association santé environnement France), ces locataires subissent l'implantation des antennes-relais sur le toit des immeubles qu'ils occupent sans même avoir leur mot à dire...

Les zones les plus exposées

Pour autant, vous pouvez habiter tout près d'une antenne-relais sans être exposé à ses rayonnements, même si les risques augmentent quand on approche de la station. Pour le comprendre, et en déduire les conséquences pratiques quant au choix de votre habitat, il faut imaginer la façon dont les ondes se propagent à partir de l'antenne, selon leur diagramme de rayonnement.

Pour couvrir 360° (un cercle complet de rayonnement), une station de base est composée de trois antennes-relais, qui émettent chacune selon un faisceau (ou lobe) horizontal de 120° (un tiers de cercle). Le mode d'émission se faisant horizontalement, on ne risque pas grand-chose si l'on se trouve à la verticale de l'antenne. En fonction de la forme du lobe principal (qui ressemble un peu à un faisceau de phare de voiture) et des lobes secondaires, les zones d'habitation les plus exposées sont situées à l'oblique de l'antenne, à une distance variable selon la portée du lobe.

Tout opérateur est censé fournir les informations permettant d'établir ce type de diagramme. Il doit être possible, à partir de là, de déterminer la nocivité potentielle d'une installation. Selon certains experts, la distance comprise entre un relais et un lieu de vie devrait être de 100 mètres dans l'axe du lobe principal.

Les téléphones portables : effets biologiques et sanitaires

Les fréquences utilisées par la téléphonie mobile permettent de transférer non seulement la voix et des données légères telles que SMS (*Short Message Service*, ou texto) ou MMS (*Multimedia Messaging Service*) mais aussi, dorénavant, Internet ou la télévision. Leurs effets biologiques, notamment les effets thermiques sont attestés, mais ils font craindre, au-delà, des risques sanitaires pour l'utilisateur.

Des questions lancinantes

En mai 2010, l'OMS (Organisation mondiale de la santé) soutenait « qu'aucun effet nocif sur la santé n'a pu être attribué à l'utilisation du téléphone portable ». Il est vrai que 5 milliards d'êtres humains et, parmi eux, 90 % de la population française sont utilisateurs du téléphone portable : il n'est pas inutile de les rassurer. Et pourtant...

En France, le Professeur Zmirou, président de la Commission spécialisée des risques liés à l'environnement (CSRE) déclare (article de la revue *Environmental Health Perspectives*, avril 2009, à retrouver sur http://anousdagir.over-blog.com/article-33722345.html) : « S'agissant des téléphones mobiles, il y a un certain nombre d'effets biologiques totalement avérés et validés. » Il ajoute : « Ce qui est encore obscur : le lien possible entre les ondes des téléphones mobiles et l'augmentation des cancers et des tumeurs du cerveau et des glandes parotides (glandes du cou). » Cet expert indique toutefois que « la tendance est plutôt de dire qu'il y a vraisemblablement un lien (...). L'utilisation

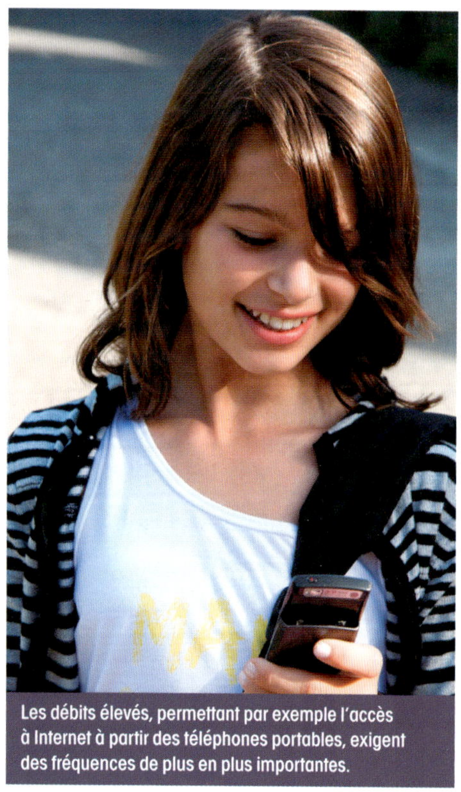

Les débits élevés, permettant par exemple l'accès à Internet à partir des téléphones portables, exigent des fréquences de plus en plus importantes.

prolongée d'un téléphone mobile (environ durant dix ans) serait associée à une augmentation, certes modeste, mais probablement réelle, de certaines formes de tumeurs du cerveau ». Peu à peu, le doute fait place à l'inquiétude (voir encadré ci-dessous).

+ d'info

La tension monte...

En novembre 2010, la Lloyd's, assureur britannique mondialement connu, a publié un rapport dans lequel on peut lire : « S'il est prouvé que les champs électromagnétiques provoquent le cancer, les conséquences sanitaires ne devraient apparaître que (dans) plusieurs années après l'exposition. » Et plus loin : « Le danger avec les champs électromagnétiques, comme avec l'amiante, est que le risque est sous-estimé. Or ce risque pourrait croître de façon exponentielle et durer plusieurs années. »

La Lloyd's rappelle aussi que « la majorité des études épidémiologiques montre qu'il n'y a pas de risque croissant de cancer du cerveau », précisant néanmoins que « face à la lente émergence d'impacts sanitaires », l'Organisation mondiale de la santé (OMS) et l'Union européenne (UE) recommandent d'imposer des limites d'exposition du public aux ondes électromagnétiques.

Effets thermiques : retour sur le DAS

On sait que les fréquences comprises entre 1 et 10 MHz provoquent un échauffement des tissus (effet thermique) exposés, résultant de l'absorption de l'énergie par ces mêmes tissus. L'indice DAS, pour débit d'absorption spécifique (voir page 30), exprimé en watts par kilogramme de tissu vivant (W/kg), a été précisément établi pour évaluer la quantité de rayonnement absorbée par l'organisme (on le trouve parfois désigné sous l'acronyme SAR, pour *Specific Absorption Rate*).

Or le standard GSM (*Global System for Mobil*), fonctionne sur des bandes de fréquence de 900 à 1 800 MHz. La technologie UMTS (*Universal Mobile Telecommunications System*) de troisième génération (3G) offre un débit plus élevé, sur des bandes de fréquences comprises entre 1 885 et 2 025 MHz. Et la prochaine technologie, de 3,5G, permettra d'atteindre des débits encore plus importants sur la bande de fréquences de 5 GHz (5 000 MHz). Il est à noter que les émetteurs de télévision se situent sur des fréquences comprises entre 400 et 850 MHz, juste en dessous de celles utilisées par les GSM.

Des experts dirigés par le Professeur Zmirou (voir page 56) ont effectué quelques relevés dosimétriques du DAS (débit d'absorption spécifique), mesurés en milliwatts/kilo de tissus (mW/kg). Après utilisation d'un téléphone portable GSM standard de 900 MHz placé près de l'oreille, les mesures moyennes ont été les suivantes : sur la peau, 9 mW/kg ; sur les muscles, 7 mW/kg ; sur le crâne, 2,5 mW/kg ; sur le cerveau, 8,7 mW/kg. Ces mesures ont été prises à l'aide de capteurs posés sur la tête d'un mannequin rempli d'un liquide possédant les mêmes capacités de propagation des ondes électromagnétiques que le cerveau humain.

Selon l'ICNIRP (*International Commission on Non-Ionizing Radiation Protection*), organisation scientifique indépendante, le DAS corps entier ne devrait pas dépasser 0,08 W/kg et le DAS local 2 W/kg en moyenne sur 10 g de tissu pour les terminaux électriques (portables), sur des périodes n'excédant pas 6 minutes.

Ces limites constituent la réglementation en Europe et, depuis avril 2011, le niveau de rayonnement du téléphone portable doit figurer dans les magasins et sur les publicités (voir encadré page 58).

à savoir

> Nouveau décret

Depuis le 15 avril 2011, « afin de mesurer le niveau d'exposition maximal des utilisateurs aux champs électromagnétiques émis par les terminaux radioélectriques (notamment les téléphones portables), un nouveau décret rend obligatoire l'affichage de la valeur du débit d'absorption spécifique (DAS) des terminaux radioélectriques sur tous les lieux de vente au public selon des modalités définies par arrêté. » Rappelons que, en France, le DAS (débit d'absorption spécifique) doit figurer dans la notice de l'appareil.

Seuils de sécurité

Mais qu'en est-il des fréquences supérieures ? Quel est réellement leur impact sur l'appareil auditif et le cerveau de l'utilisateur ? Notons qu'aux États-Unis et au Canada, les valeurs limites du DAS (débit d'absorption spécifique), inférieures à celles en vigueur en Europe, sont de 0,08 W/kg (watt/kilo) pour le corps entier et de 1,6 W/kg sur 1 g de tissu pour le DAS local. Précisons que ces mesures sont effectuées en relation avec le réseau nord-américain, dont les fréquences sont différentes, y compris pour les téléphones portables. Mais les Américains seraient-ils mieux protégés que les Européens, au point que l'iPhone 3G, dont le producteur annonce un DAS de 1,388 W/kg sur une fréquence de 1 900 MHz (mégahertz), a frôlé l'interdiction... aux États-Unis ?

Enfin, en ce qui concerne les champs électriques émis par les téléphones portables, leur puissance peut varier de 20 et 50 V/m (volts/mètre) et atteindre jusqu'à 200 V/m au moment de la connexion. Or des champs électriques de 41 et 58 V/m, aux fréquences respectives de 900 et 1 800 MHz, sont susceptibles de produire un DAS de 0,08 W/kg (seuil de sécurité préconisé par l'ICNIRP, l'*International Commission on Non-Ionizing Radiation Protection*, voir page 57). On en conclut que les appareils dépassent le seuil de sécurité minimum quand ils cherchent à se connecter.

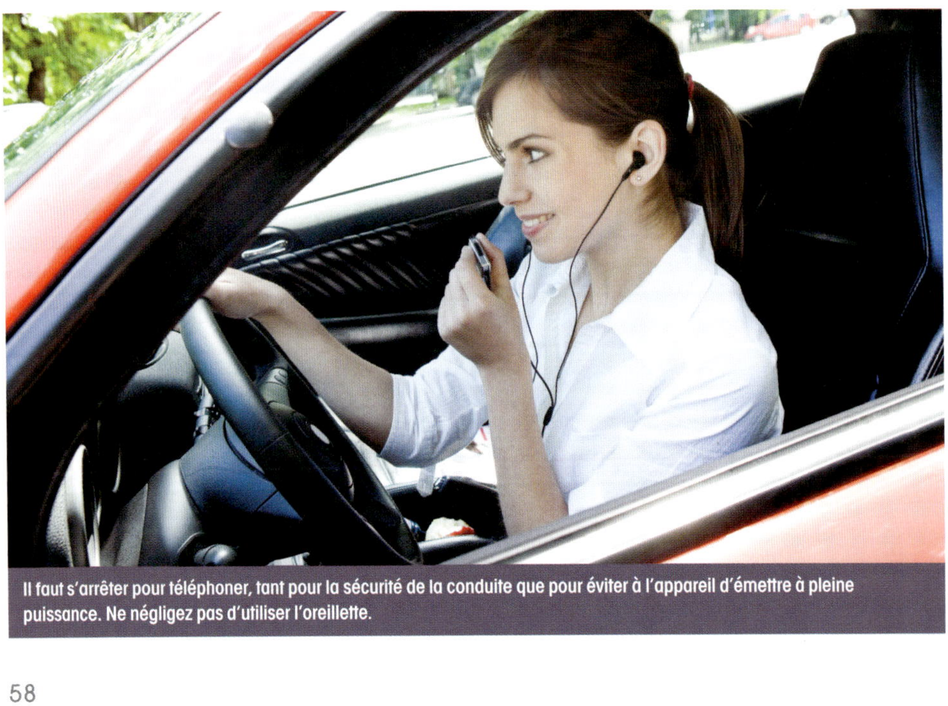

Il faut s'arrêter pour téléphoner, tant pour la sécurité de la conduite que pour éviter à l'appareil d'émettre à pleine puissance. Ne négligez pas d'utiliser l'oreillette.

à savoir

> La « téléphonite » passive ?

Le champ électrique d'un téléphone portable, lors d'une communication, peut atteindre plusieurs dizaines de voltmètres dès que l'on tient l'appareil contre soi (ce qui justifie l'emploi de l'oreillette). À quelques mètres de distance, il demeure encore de plusieurs voltmètres. On est donc loin du seuil de sécurité de 0,6 V/m recommandé par de nombreux scientifiques (voir page 53).
De plus, au vu des distances communément utilisées, chacun subit cette pollution, même s'il ne téléphone pas. Il suffit de côtoyer une personne faisant usage de son appareil. Ce qui est fréquent dans les lieux publics...

+ d'info

Avis aux femmes enceintes

En décembre 2010, le *Journal of Epidemiology and Community Health* publiait les résultats d'une étude menée par les chercheurs de l'University of Southern California (Los Angeles, États-Unis) et de l'université d'Aarhus (Danemark) sur près de 28 000 enfants exposés au téléphone portable durant la période prénatale et après la naissance. Il ressort de cette étude que les enfants exposés présentent un risque supérieur à 50 % de développer des troubles comportementaux liés aux effets thermiques (rapporté par le site Santélog).

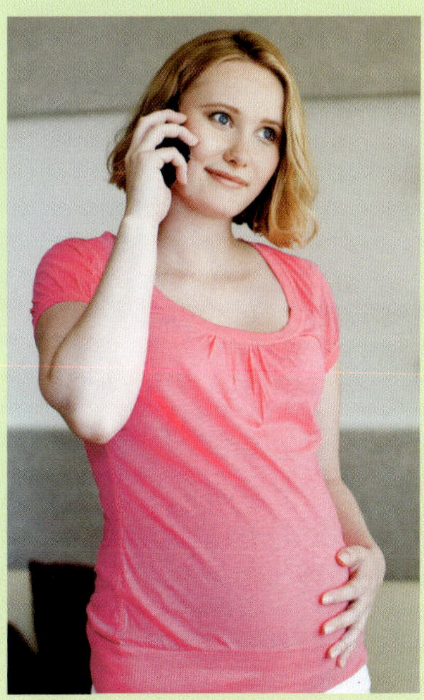

Précautions d'usage

Au regard de ces informations et devant l'ensemble des interrogations qu'elles peuvent soulever, le ministère de la Santé français a cru bon néanmoins, avec l'Inpes (Institut national pour la prévention et l'éducation pour la santé), d'émettre plusieurs recommandations à l'attention des utilisateurs du portable, à la suite du « Grenelle des ondes », en 2009. Depuis décembre 2010, un site accessible au grand public, www.lesondesmobiles.fr, reprend ainsi un certain nombre de préconisations dont :

- Limiter l'utilisation du téléphone et, dans la mesure du possible, préférer l'usage du SMS.
- Utiliser le kit mains-libres afin d'éloigner l'appareil de la tête.
- Éloigner le téléphone des implants (pacemaker, pompe à insuline...).
- Limiter le plus possible l'emploi du téléphone par les enfants (dont le cerveau est en plein développement) et les adolescents. Dans ce registre, éviter d'utiliser les applications du type « Babyphone » car elles impliquent de placer l'appareil près de la tête du nourrisson endormi.
- Pour les femmes enceintes, ne pas porter le téléphone près du ventre, c'est-à-dire proche de l'embryon.
- Pour les hommes, éviter de porter le téléphone près des parties génitales, « car les spermatozoïdes sont des cellules en multipli-

cation, en développement continuel, contrairement aux ovules d'une femme qui sont constitués depuis le plus jeune âge et qui ne se multiplient pas » (Professeur Denis Zmirou, Environmental Health Perspectives, avril 2009).

- Ne pas téléphoner dans des zones de mauvaises réceptions (parkings souterrains, ascenseurs...), car moins la couverture du réseau est bonne, plus l'appareil émet des ondes pour rester connecté.
- Éviter de téléphoner depuis un train ou une voiture pour les mêmes raisons, car le déplacement rapide oblige l'appareil à rechercher successivement la connexion avec différentes antennes-relais d'où il résulte une exposition plus élevée aux radiofréquences.

Au moment de choisir un téléphone portable

Ajoutons que lors de l'achat d'un téléphone portable, il est conseillé de porter son choix sur le modèle qui présente le DAS (débit d'absorption spécifique) le moins élevé. On trouvera sur Internet des sites spécialisés, par exemple www.guerir.org qui propose un classement des appareils en fonction de leur DAS.

Choisissez aussi l'opérateur selon la couverture du réseau qu'il assure et le lieu où vous vous trouvez le plus fréquemment, car plus un téléphone est éloigné de l'antenne-relais dont il dépend, plus il rayonne.

Choisissez également l'opérateur en fonction de l'adéquation entre son équipement et la technologie de votre appareil (2G, 3G, etc.), afin, surtout, ne pas forcer votre téléphone à émettre plus qu'il ne faut quand il cherche à se connecter.

à savoir

> Exemples de téléphones mobiles et DAS

Appareil	DAS (en W/kg, watts/kilo)
Blackberry 8310	1,09
HTC Touch	0,635
iPhone	0,974
iPhone 3G	0,878
Kyocera Jax S1300	**1,55****
LG Viewty	0,826
Motorola U9	1,02
Nokia 9300i	**0,21***
Nokia E61	0,79
Nokia N73	1,12
Nokia N81	1,15
Nokia N95 8 Go	0,47
Samsung F490	0,402
Sony Ericson W580i	0,74
Sony Ericsson W950i	1,35
T-Mobile myTouch 3G	**1,55****

* Le plus faible. ** Le plus élevé.

Dans les transports

La pollution électromagnétique est également présente dans les transports individuels ou collectifs (automobile, train, tramway, métro, etc.). Elle a pour origine, d'une part, le système de traction électrique (courant alternatif ou continu) et, d'autre part, les radiofréquences résultant de l'utilisation des téléphones portables.

Dans les transports ferroviaires

Dans un TGV, le champ électrique et le champ magnétique résultent du courant alternatif de 25 000 V-50 Hz utilisé par le système de traction. Ils peuvent atteindre respectivement 300 V/m et 50 μT, voire des centaines microteslas, au niveau du plancher, sous lequel sont logés les moteurs et dispositifs de transmission (les motrices sont, elles, isolées des voitures des voyageurs).

Dans le métro ou le tramway, le courant continu de 750 V utilisé à partir du courant alternatif de 20 000 volts est transformé par des postes « de redressement » installés sur le parcours. À mi-chemin entre le tramway et le train, le tram-train, qui commence à voir le jour, fonctionne avec un courant continu de 750 V au cœur des cités et un courant alternatif identique à celui du TGV.

Certes, la norme française actuelle limite l'exposition du public à 5 000 V/m, mais souvenons-nous que de nombreux experts et déjà certains pays recommandent et respectent le seuil de 10 V/m... (voir page 37). Si les passagers utilisent les transports ferroviaires de manière occasionnelle, qu'en est-il des cheminots qui les conduisent ?

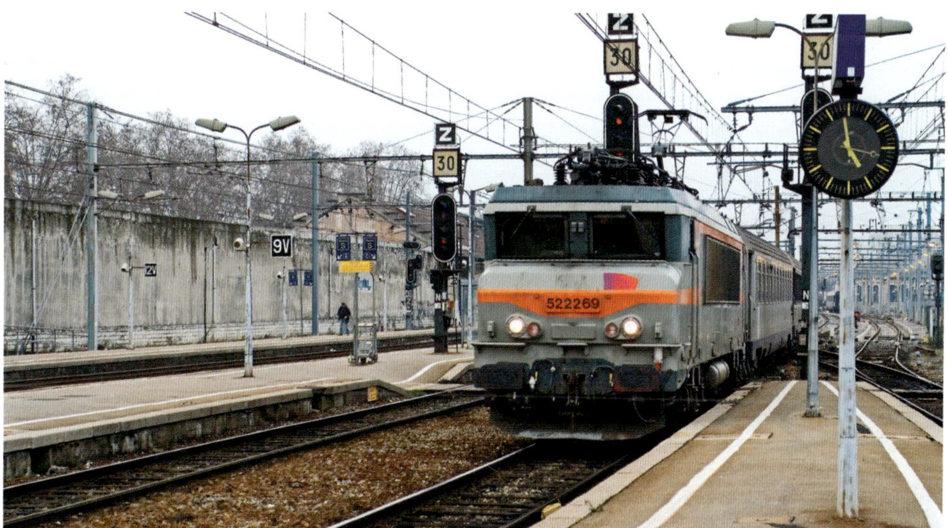

Dans un train électrique, le champ électrique est de 300 V/m et le champ magnétique de 50 μT.

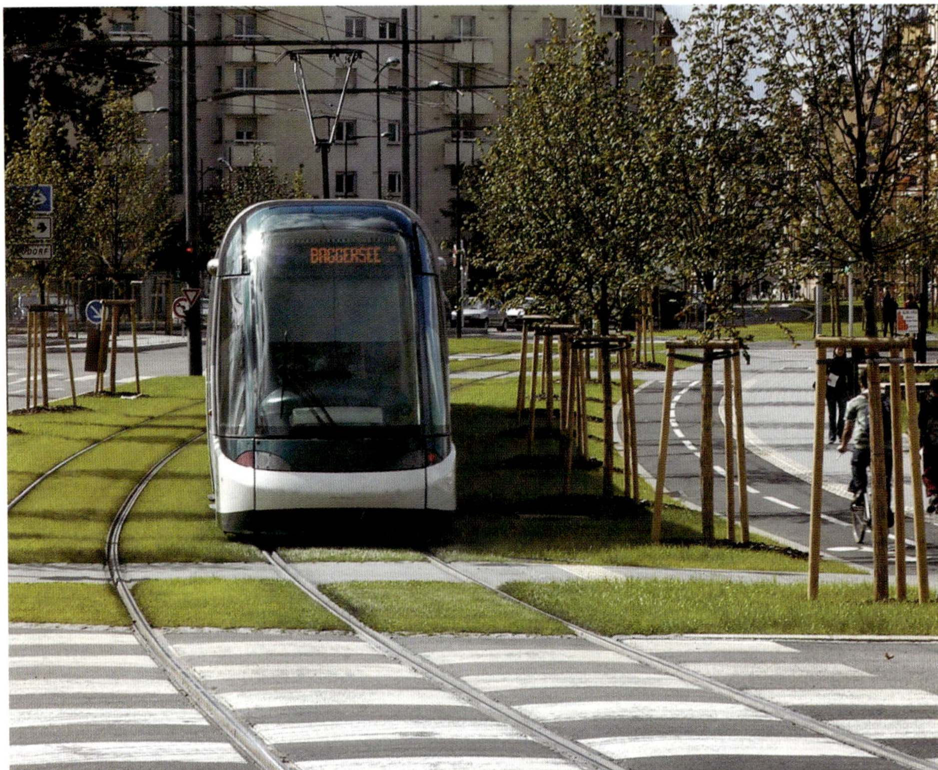

Métro et tramway fonctionnent généralement avec un courant continu de 750 ou de 1 500 V.

Par ailleurs, il est faux de croire que le courant continu n'est pas source de pollution électromagnétique. Le courant continu est une source de champs électrostatiques (champs électriques statiques) et de champs magnétiques statiques. Ces derniers se mesurent en ampère par mètre (A/m) et leur induction magnétique en microteslas.

L'OMS (Organisation mondiale de la santé) recommande de limiter les champs magnétiques statiques à 200 µT, « moyenne pondérée en fonction du temps pour l'exposition professionnelle au cours d'une journée de travail » et à 40 µT pour l'exposition continue du public. À titre comparatif, dans une rame de métro, l'intensité du champ magnétique est évaluée à 30 µT.

à savoir

> Avis aux porteurs d'implants

L'OMS recommande à tous les porteurs d'implants métalliques et électroniques (stimulateurs cardiaques, pompes à insuline, prothèses, broches, etc.) d'éviter les endroits où les champs magnétiques statiques dépassent 0,5 µT, en raison des risques liés à la déprogrammation des appareils, leur arrêt, voire leur déplacement.
À ce sujet, l'INRS (Institut national de recherche et de sécurité) attire particulièrement l'attention des salariés portant un implant et qui travaillent à proximité d'une source de champs importante.

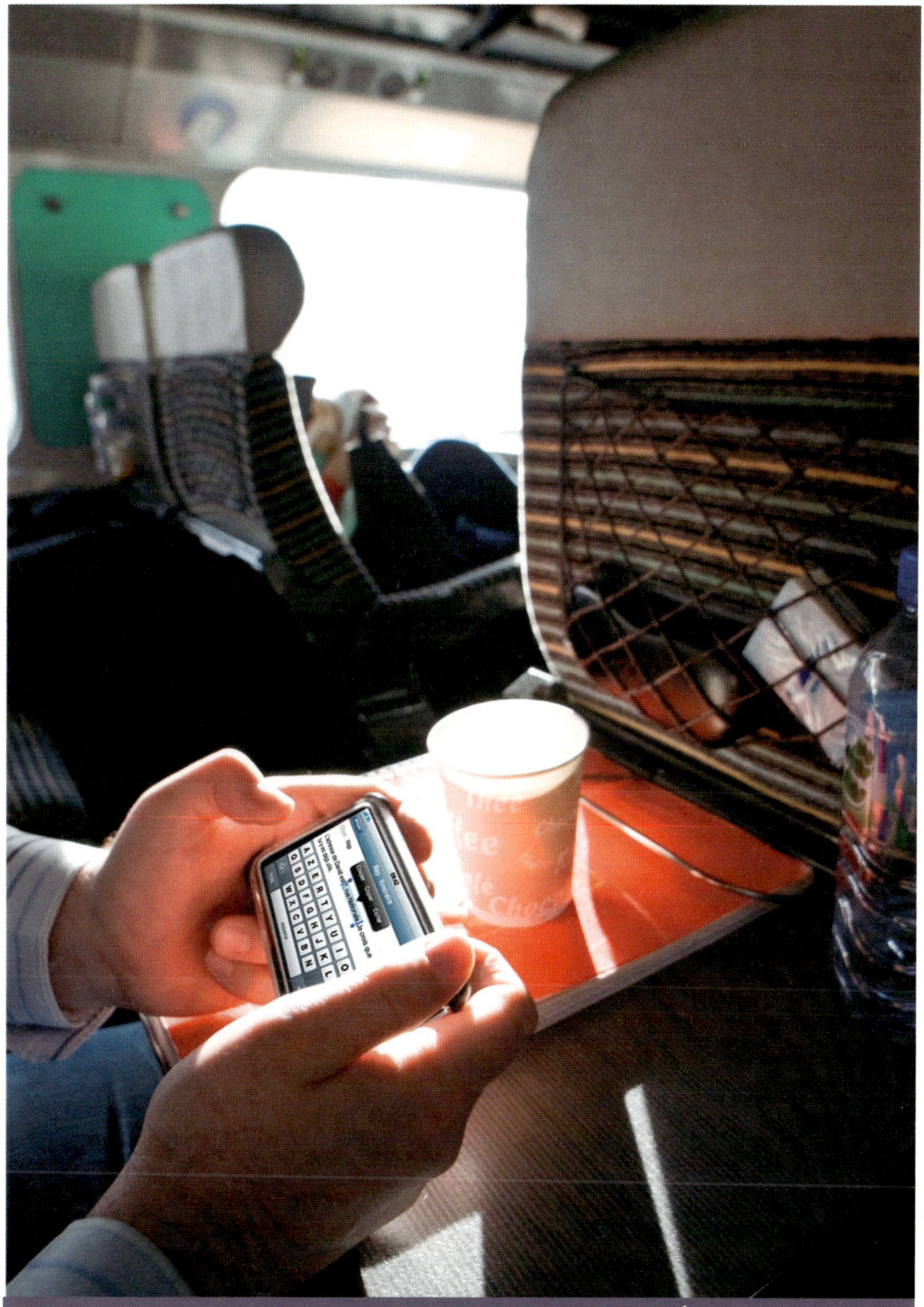

Dans un véhicule en mouvement, les ondes sont plus intenses... pour soi et pour les voisins. Évitez de téléphoner ou d'envoyer des SMS dans le train.

+ d'info

Avis aux riverains des lignes de chemin de fer

Peut-on éviter les câbles électriques tout au long du réseau ferroviaire qui servent à l'alimenter et qui peuvent avoir une intensité équivalente à celle des lignes à haute tension, avec les conséquences que l'on connaît sur les riverains (voir pages 40 à 46) ? La solution existe. Elle consiste à installer des éoliennes sur tout le parcours de la voie ferrée. Plusieurs Lignes à grande vitesse (LGV) sont d'ores et déjà alimentées de cette manière. En Belgique par exemple, où 85 % du réseau ferroviaire est électrifié, on appelle cette réalisation « train à voile ». N'est-ce pas la force du vent qui fait avancer le train ?

En voiture et en avion : l'effet Faraday

En voiture, il est interdit au conducteur de téléphoner (y compris avec des oreillettes dans un pays comme l'Espagne), comme chacun le sait, pour des questions de sécurité. Mais il est déconseillé aussi aux passagers de téléphoner. Avant d'en donner les raisons, il nous faut revenir ce que l'on entend par « cage de Faraday ».

Comme on peut en faire l'expérience au Palais de la Découverte à Paris, l'intérieur d'une cage de Faraday est protégé de toute action électrique, et donc des champs électriques. Ainsi, une enveloppe métallique homogène protège de la foudre (décharge électrique intense) ; les armoires métalliques qui protègent les équipements dans les trains, par exemple, évitent aux champs électromagnétiques de se diffuser vers l'extérieur de l'armoire.

Les passagers et l'habitacle d'un avion ne craignent pas la foudre car la carlingue de l'appareil joue le rôle d'une cage de Faraday. Seule l'enveloppe extérieure de l'avion risque d'être électrisée si elle est touchée par la foudre. Il en est de même pour une voiture, bien que de façon imparfaite, en raison de la proportion des surfaces vitrées.

Il découle de ce principe que, lorsqu'elles sont émises depuis l'intérieur du véhicule, les charges électriques restent contenues dans la cage de Faraday constituée par le véhicule lui-même. Il en résulte donc deux certitudes :

• Les ondes radio ne traversant pas l'enveloppe d'une cage de Faraday, l'autoradio de la voiture ne fonctionne pas sans antenne extérieure.

• L'intérieur de la voiture, lui, réverbère en partie les ondes émises par le téléphone portable en direction des passagers.

Téléphoner dans les transports en commun ?

Évitez d'utiliser votre téléphone portable dans le train, l'autobus, en voiture ou dans le métro. En effet, votre appareil, cherchant à se connecter successivement aux différents relais qui se trouvent sur le parcours, doit émettre à grande puissance pendant plusieurs secondes, même hors communication, du moment qu'il est allumé. Le cas est identique quand on téléphone depuis une zone de mauvaise émission-réception, telle que parking souterrain, ascenseur, sous-sol, etc.

De plus, les champs électriques sont amplifiés par les parois métalliques des véhicules soumis à « l'effet Faraday », qui se conjugue aux ondes émises par les téléphones de tous les voyageurs.

En viendra-t-on à interdire le téléphone portable dans les transports en commun ?

Dans les lieux publics

La multiplication des équipements numériques et l'extension des réseaux sans fil dans les lieux publics et semi-publics (aéroport, administration, bibliothèques, centres hospitaliers, établissements scolaires, gares, hôtels, parcs, restaurants, etc.) exposent chacun de nous aux rayonnements électromagnétiques, souvent à notre insu. Pour cette raison, plusieurs associations demandent d'adopter les 0,6 V/m comme seuil d'exposition et de privilégier dans ces zones les liaisons filaires plutôt que le Wi-Fi.

Le Wi-Fi et le Wimax, à la ville comme à la campagne

Les systèmes Wi-Fi (*Wireless Fidelity*) et Wimax (*Worldwide Interoperability for Microwave Access*) sont incontestablement très pratiques. Ils permettent de se connecter (gratuitement ou non) à Internet, sans fil et à haut débit, sur un rayon de plusieurs centaines de mètres de distance pour le Wi-Fi, voire de plusieurs dizaines de kilomètres pour le Wimax. Pour ce dernier, on constate des débits de 70 mégabits par seconde jusqu'à 45 km, sur des aires sans obstacles importants (reliefs, constructions...). Ces caractéristiques encouragent l'expansion des systèmes Wimax notamment dans les zones rurales.

De ce fait, ces systèmes et standards de transmission trouvent leur emploi dans les aéroports, les gares, les hôtels, les trains, les parcs et jardins, etc. Ces dernières années, plusieurs municipalités ont installé des bornes Wi-Fi pour permettre à chacun de se raccorder (certains sites en fournissent les coordonnées détaillées). Mais sont-ils pour autant inoffensifs ?

Le Wi-Fi et le Wimax (fixe ou mobile) opèrent respectivement sur des bandes de radiofréquences de 2,4 GHz et de 2,5 GHz et 3,5 GHz et plus. Les systèmes Wimax utilisent des antennes, comme la télévision.

Fin 2010, à l'initiative de l'association Robin des toits, une plainte collective contre X a été déposée auprès du procureur de la République de Dijon contre l'implantation d'une antenne Wimax. Les plaignants mettaient en avant de « graves troubles du sommeil, un affaiblissement général, des perturbations des fonctions physiologiques et cognitives, des douleurs fré-

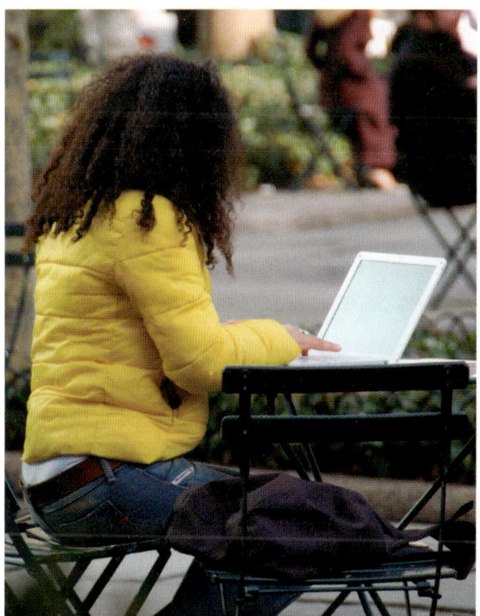

Les systèmes Wi-Fi et Wimax permettent d'accéder à Internet sans fil sur des rayons de plusieurs centaines de mètres, voire de plusieurs kilomètres.

invalidantes, de graves troubles du sommeil », etc. En conséquence, ils demandaient « que toutes dispositions soient prises d'urgence pour en faire cesser la cause, c'est-à-dire les émissions Wimax », par exemple par « le remplacement de la distribution aérienne par la distribution filaire ».

Wi Fi comme Wimax font l'objet d'études, dont les résultats pour sont l'instant partiels et l'évaluation des risques incertaine. Cette situation incite cependant plusieurs associations et gouvernements à recommander un usage limité des réseaux sans fil (comme celui du téléphone portable). Ainsi, certaines villes ayant mis en place des bornes Wi-Fi restreignent leur temps de connexion, afin de limiter l'exposition aux ondes électromagnétiques.

Dans l'attente de plus d'informations, il est sage de mettre quelques conseils en pratique :

- Se tenir éloigné des bornes Wi-Fi.
- Les éteindre chez soi la nuit et/ou, d'une manière générale, quand on ne s'en sert pas.
- Opter pour une connexion filaire.
- Ne pas se tenir entre la borne et l'ordinateur.

Les étiquettes électroniques RFID : il faut maîtriser le progrès !

Les puces RIFD (*Radio Frequency Identification*) sont des étiquettes électroniques qui émettent des fréquences grâce à une antenne incorporée. Elles permettent de communiquer un certain nombre de données à distance, sans pile et sans lecteur optique. Parfois plus petites qu'un grain de riz, elles sont posées sur des objets (marchandises, cartes

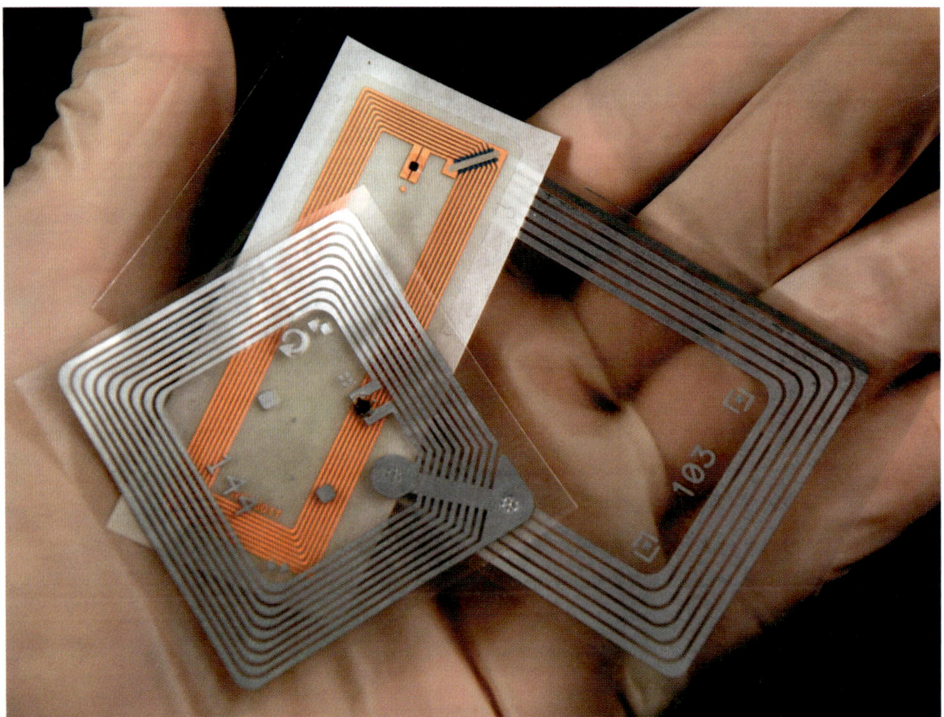

Les étiquettes RFID, qui comportent une antenne, permettent d'identifier rapidement un objet en émettant des ondes radio.

+ d'info

« Big Brother » et les puces RFID

Dans un rapport commandé par la Commission européenne, des médecins relèvent les risques inhérents aux puces RFID, notamment la perturbation du fonctionnement cellulaire pouvant provoquer une rupture d'ADN.

En outre, même uniquement implantées sur les objets de la vie quotidienne qui nous environnent, leur emploi généralisé soulève de graves questions relatives à la protection de la vie privée : à quoi et au profit de qui pourront servir des informations contenues sur les puces RFID ? On peut craindre en effet un véritable maillage de surveillance de tous nos comportements : une perspective rappelant celle de « Big Brother » et qui fait froid dans le dos...

de paiement ou de transport) ou directement implantées dans des organismes vivants (identification des animaux familiers, surveillance des animaux sauvages dans la nature, par exemple).

Son utilisation sur l'homme est également envisagée et tend même à se répandre. Dans certaines maternités, des bébés portent des bracelets équipés de puces RFID, qui émettent des signaux réguliers. Mais dans certains pays, on « puce » certains patients afin de les identifier et de les suivre, les enfants pour mieux les surveiller, etc. Certaines personnes choisissent même de se faire implanter une puce RFID (implantation sous-cutanée à l'aide d'une seringue), malgré les risques d'irradiation des tissus situés dans la zone d'influence de l'antenne de la puce.

Les fréquences utilisées pour ces étiquettes radio peuvent aller des basses fréquences (125 à 135 kHz) jusqu'aux hyperfréquences micro-ondes de l'ordre de 2,45 GHz. Comme on le sait, plus la fréquence est élevée, plus la quantité d'informations échangées entre le récepteur et l'étiquette électronique est importante, et donc plus la capacité de stockage de données de l'étiquette est élevée. De là découlent des problèmes à la fois sanitaires et éthiques (voir également d'excellents reportages publiés sur le site de l'Organisation Next-up : www.next-up.org)

Faut-il craindre les radars ?

Un radar émet des ondes électromagnétiques sur des radiofréquences comprises entre 300 MHz et 15 GHz, en direction des objets qu'il veut détecter. Ces ondes sont émises sur un faisceau que l'on peut comparer à celui d'une lampe-torche. C'est évidemment dans l'axe du faisceau que les ondes sont les plus intenses. Hors de ce champ, les ondes sont très faibles, mais le faisceau peut changer constamment de direction.

Les ondes émises sont réfléchies par leur cible et permettent d'en évaluer la distance, la position, la vitesse, etc. Les radars sont utilisés dans de nombreux domaines civils et militaires (météorologie, navigation maritime, contrôle du trafic aérien et routier, etc.).

S'ils pénètrent dans l'organisme, ces rayonnements peuvent provoquer un échauffement des tissus, cancers, etc. (voir pages 29 à 32). Par exemple, le site de l'OMS (Organisation mondiale de la santé) rapporte que « l'on aurait récemment mis en évidence un accroissement des cancers du testicule chez les membres des forces de police utilisant des radars à main pour contrôler la vitesse des véhicules » (*Aide-mémoire* n° 226).

A priori cependant, ces radars ne constituent pas de danger pour le public. Ils sont situés et orientés de telle manière que le niveau des radiofréquences qu'ils émettent est très en dessous des limites d'exposition recommandées par l'ICNIRP (International Commission on Non-Ionizing Radiation Protection) et « 25 000 fois inférieur au niveau d'exposition provoquant les premiers effets reconnus sur la santé » (OMS, document précédemment cité).

Mais les salariés travaillant dans les zones à risque peuvent être concernés par les effets sur l'organisme et par les interférences générées par les rayonnements sur les stimulateurs cardiaques ou les appareils auditifs. Il faut alors s'assurer auprès du médecin et de l'audioprothésiste que l'implant concerné ne risque pas d'être perturbé. C'est l'une des raisons pour lesquelles ces travailleurs de proximité doivent porter une combinaison spéciale, des gants, des chaussures de sécurité, etc.

+ d'info

Les portiques de détection des aéroports

Dans un aéroport, avant d'embarquer vous franchissez le portique de sécurité. Vous pénétrez alors dans un champ électromagnétique important qui se déforme dès qu'un élément métallique le traverse, ce qui explique le signal qui se fait entendre. Ce champ présente-t-il un risque pour la santé ? Les porteurs de stimulateurs cardiaques peuvent le faire savoir avant de passer. Cependant, il semble que le danger d'interférence soit très faible.

Et les émetteurs de radio et de télévision ?

Les émetteurs de radio et de télévision ont des puissances d'émission (ou Puissance apparente rayonnée, dite PAR) variables pouvant atteindre plusieurs centaines de kilowatts : 703 kW PAR pour l'émetteur de télévision analogique de Roc'h Trédudon (Finistère), le plus important de France.

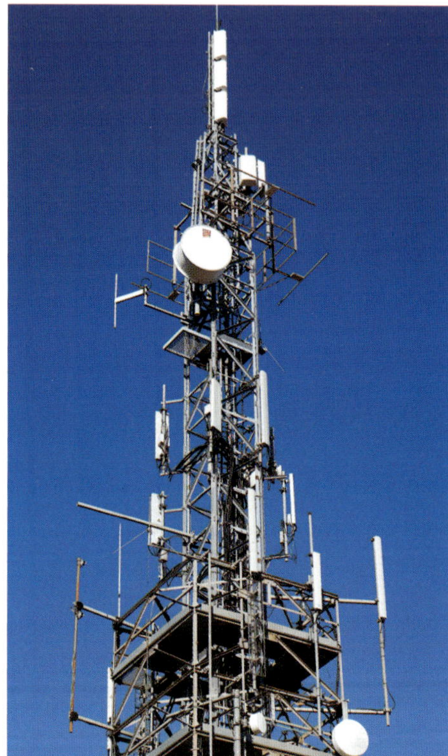

Émetteur de radio et de télévision.

L'arrivée de la TNT (télévision numérique terrestre), qui remplace la télévision analogique, a entraîné la mise en place d'émetteurs terrestres (souvent directionnels pour éviter les interférences) partout sur le territoire français. En dépit de ces installations, les problèmes de réception demeurent...

La technologie désormais utilisée pour les téléphones portables va permettre de faire aussi de ces appareils des récepteurs de télévision, à condition que la puissance d'émission soit suffisamment forte (entre 1 500 et 3 000 MHz).

Les risques de dépassement des valeurs préconisées de 0,6 V/m du niveau d'exposition sont donc réels.

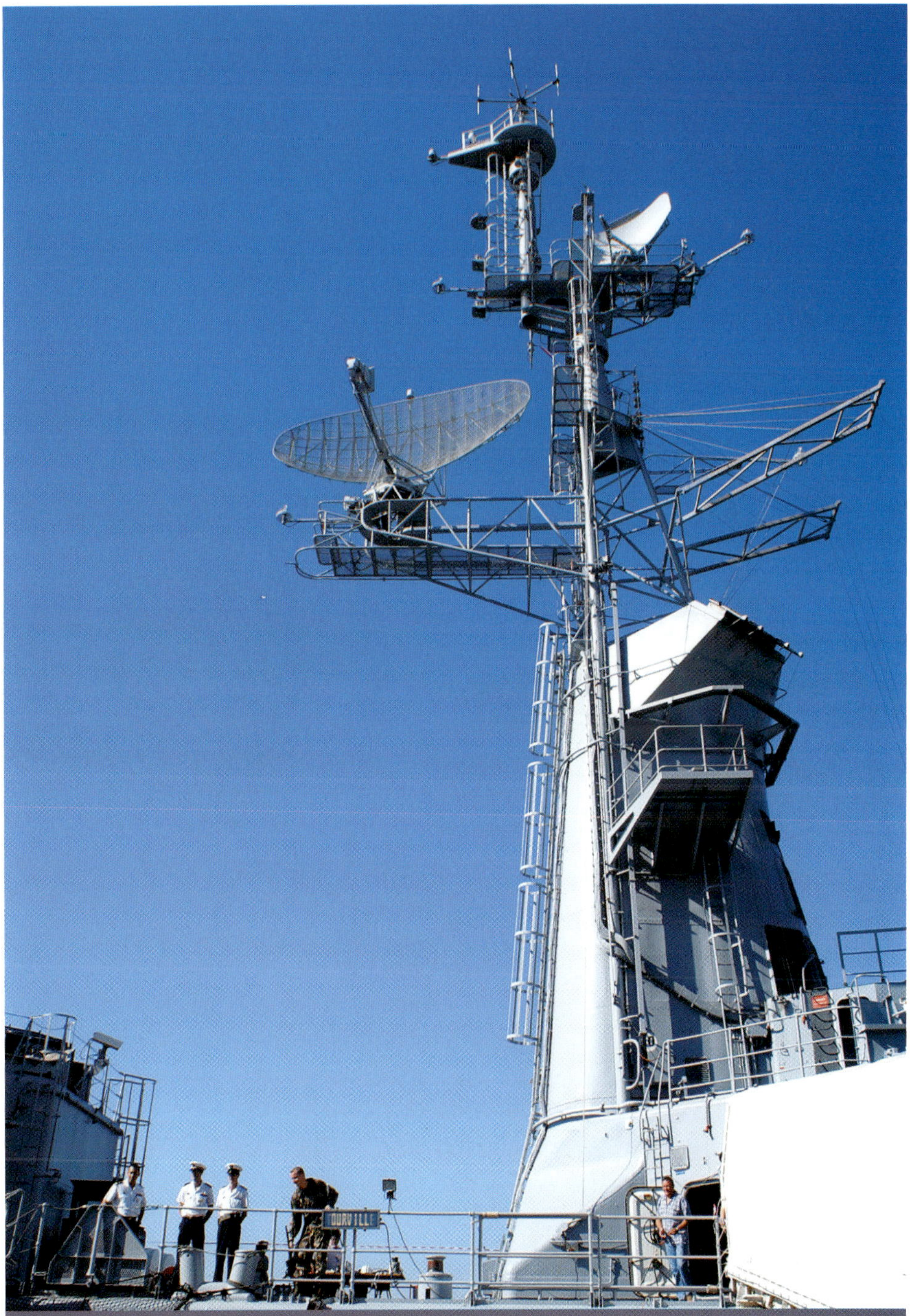

Les ondes émises par les radars sur des fréquences pouvant atteindre 15 GHz sont réfléchies par les cibles détectées.

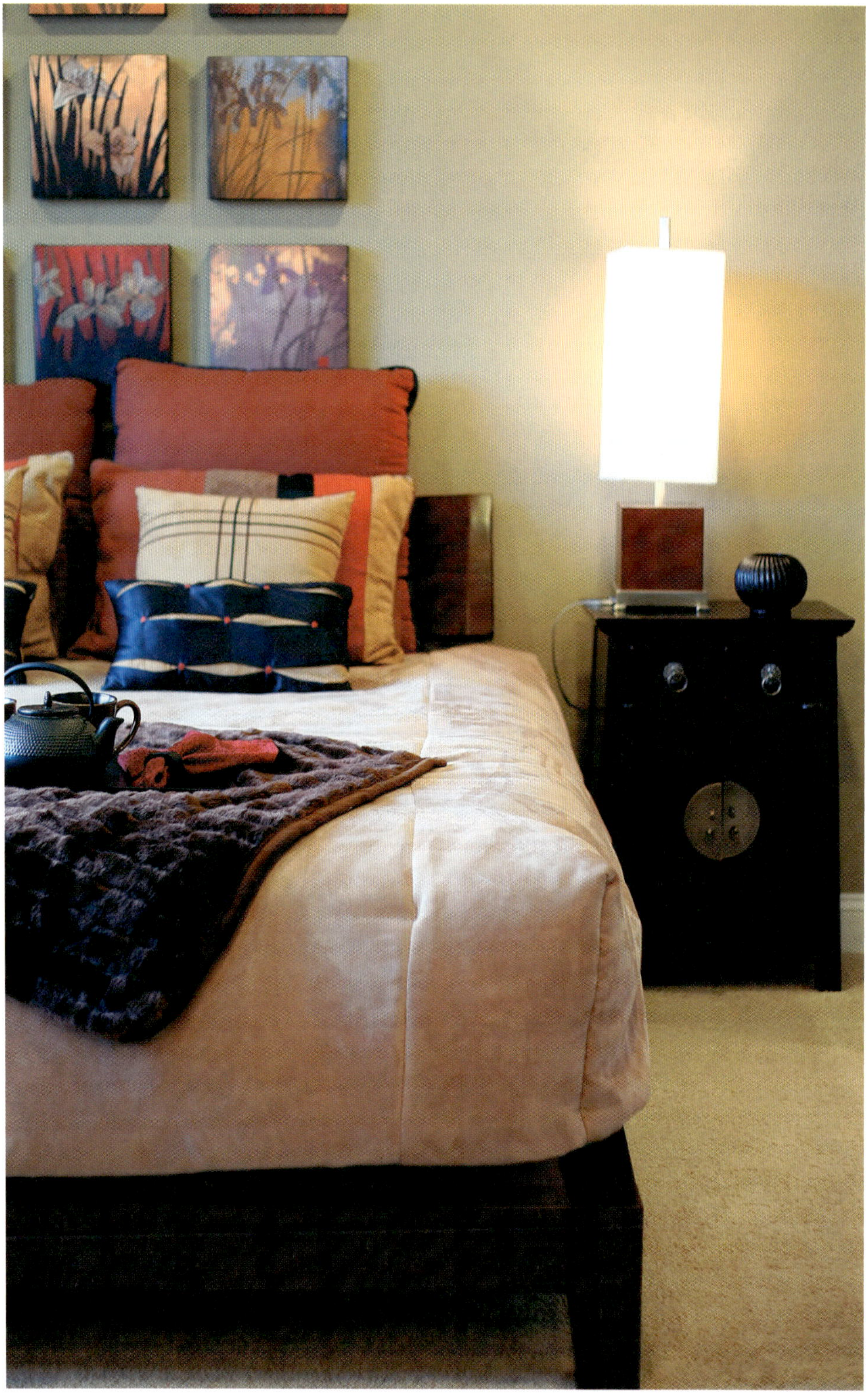

4 Les sources d'exposition **dans l'habitat**

Faisons le tour de notre logement un mesureur de champs en main. Nous serons surpris de constater que les appareils électriques dont nous avons un usage quotidien, même les plus petits, émettent des champs électromagnétiques parfois intenses. On en déduira les meilleurs emplacements pour le téléphone sans fil ou le lampadaire halogène, la meilleure organisation de la cuisine, l'emplacement de la lampe de chevet ou du radio-réveil...

Le téléphone sans fil

L'emploi de téléphone sans fil d'intérieur fonctionnant à partir de la technologie DECT (*Digital Enhanced Cordless Telecommunication*) se généralise. Cet appareil se compose d'une station de base et d'un ou de plusieurs combinés. Station et combinés émettent des champs électromagnétiques.

Station et combinés

La station de base doit être branchée sur une prise de courant et raccordée à la prise téléphonique. Elle émet en permanence des signaux, que l'on téléphone ou non, sur des fréquences comprises entre 1,88 et 1,90 GHz. Ce qui lui donne un rayon d'action de près de 200 mètres. Les combinés émettent des champs électromagnétiques seulement durant les communications.

Les champs décroissent avec la distance. Le champ électrique peut être de près de 1 V/m à 0,50 m de la base (3 V/m lors de six conversations avec six combinés).

L'Agence nationale des fréquences indique, quant à elle, des valeurs de 0,8 V/m à 0,40 m et moins de 0,3 V/m à 1 m quand la base est en veille. Cependant, ces évaluations peuvent atteindre 1,8 V/m à 0,40 m et 0,8 V/m à 1 mètre.

Attention, ces mesures peuvent varier suivant les téléphones, les valeurs étant parfois supérieures (on a pu relever jusqu'à 2,2 V/m à 1 mètre). Vous pouvez procéder à ces mesures in situ à l'aide d'un appareil du type « testeur de champs », qui permet de détecter, en outre, les champs présents dans l'environnement des antennes-relais, des téléphones portables, etc.

Réduire la puissance d'émission

Rappelons que plusieurs scientifiques et organismes indépendants recommandent de limiter les puissances d'émission à 0,6 V/m alors que les normes françaises officielles en France se situent entre 48 et 61 V/m. C'est pourquoi il est recommandé de ne pas placer cet appareil à moins de 50 cm des lieux de séjours prolongés (salon, tête du lit, bureau...) et, si l'on a le choix, de se servir du téléphone avec fil.

Notez que certains modèles de téléphones DECT possèdent une fonction qui réduit ou supprime la puissance d'émission, et donc les rayonnements quand l'appareil est en veille. Ce qui a aussi pour effet de réduire la consommation d'électricité.

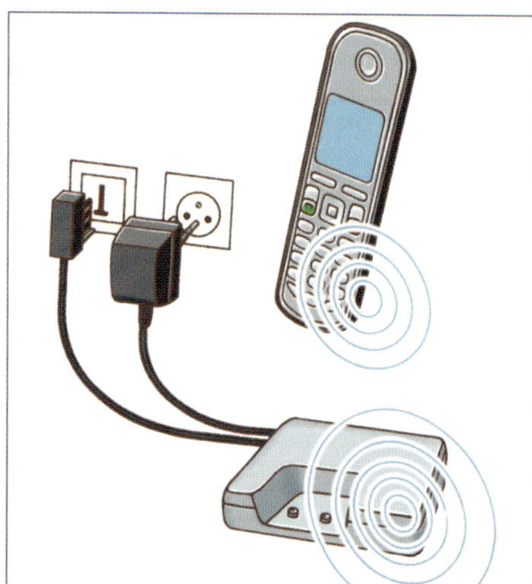

La base des téléphones sans fil classique émet en permanence ; les combinés seulement durant la communication.

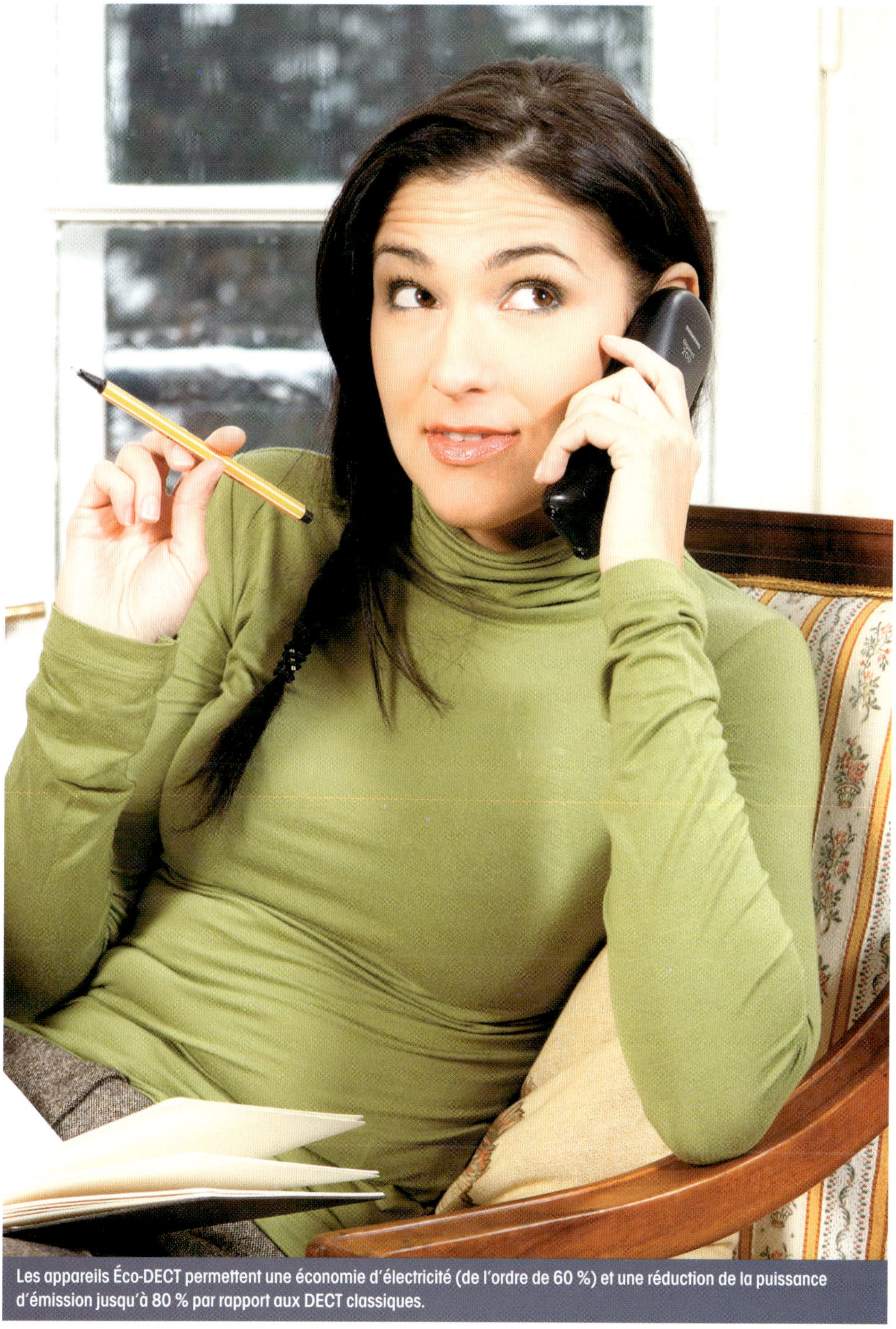

Les appareils Éco-DECT permettent une économie d'électricité (de l'ordre de 60 %) et une réduction de la puissance d'émission jusqu'à 80 % par rapport aux DECT classiques.

L'éclairage

L'éclairage a connu dernièrement une véritable révolution. Considéré comme l'un des postes les plus dispendieux en énergie, il a fait l'objet de profondes transformations, qui voient aujourd'hui les ampoules traditionnelles à incandescence disparaître pour laisser la place aux ampoules fluocompactes et aux LEDs, dont la consommation en électricité est largement inférieure. Mais la qualité de l'éclairage étant primordiale au bien-être, il est important de s'interroger sur le bien-fondé de ces évolutions, indépendamment des gains qu'elles entraînent.

Les ampoules fluocompactes : avec précaution

On les appelle aussi ampoules à économie d'énergie ou basse consommation. En effet, elles permettent une économie de 80 % de l'énergie utilisée par rapport à une ampoule à incandescence. Constituées d'un tube fluorescent compact logé ou non dans un bulbe (dans ce cas, leur aspect rappelle celui des ampoules à incandescence), elles présentent des culots à vis ou à douille qui permettent de les utiliser sur les installations existantes. Elles ont une excellente longévité et un bon rendement lumineux.

Elles comportent un ballast électronique qui change le courant alternatif basse fréquence 50 Hz en courant moyenne fréquence (25 à 70 kHz). Le passage de ce courant dans le tube, qui contient un gaz à base de mercure, génère un rayonnement ultraviolet, lui-même transformé en lumière.

Cette technologie était déjà utilisée pour les « tubes fluo » traditionnels, dont le rendement lumineux était excellent. Cependant, le scintillement résultant de leur fonctionnement et leur émission d'UV pouvaient être responsables de fatigue visuelle, de maux de tête ou de mélanomes. En outre, ces tubes émettaient des rayonnements électromagnétiques d'extrêmement basses fréquences et de très basses fréquences par le ballast, ce qui est aussi le cas de leurs descendantes.

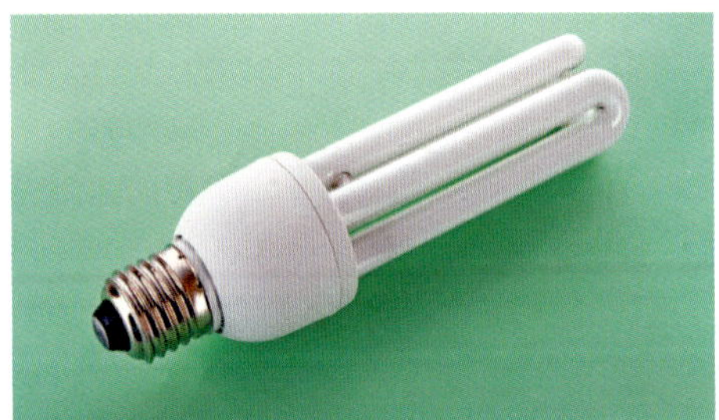

Ampoule fluocompacte. Parfois, le tube est recouvert par un globe.

Plusieurs études, dont celle du Criirem (Centre de recherche et d'information indépendant sur les rayonnements électromagnétiques non-ionisants) en France, ont mesuré les champs électriques et magnétiques émis par des ampoules fluocompactes, ainsi que les effets de leurs rayonnements UV. On constate ainsi un champ magnétique assez intense jusqu'à 30 cm de l'ampoule et un champ électrique très intense près de l'ampoule. Il décroît au fur et à mesure que l'on s'en éloigne, mais il est encore de 6 V/m à 50 cm (relevés

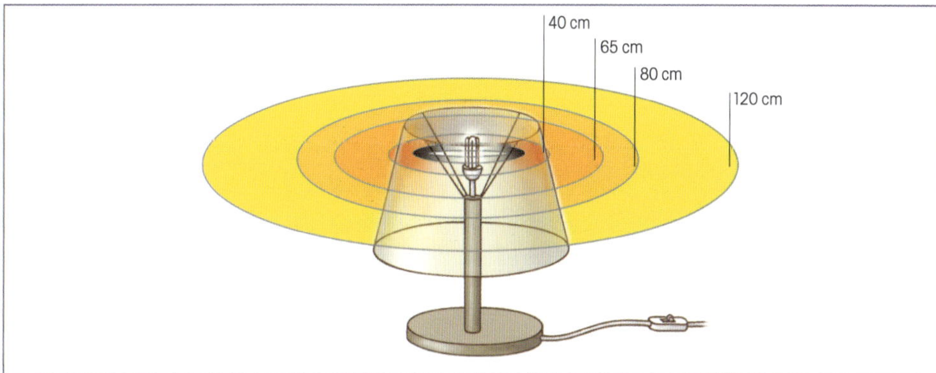

L'intensité du champ électrique décroît à mesure que l'on s'éloigne de l'ampoule fluocompacte. À 40 cm, elle peut atteindre 20 V/m ; à 65 cm, elle est encore de 10 V/m.

+ d'info

Les enjeux d'un débat

En novembre 2008, un rapport du CSTB (Centre scientifique et technique du bâtiment) effectué sur les champs électromagnétiques émis par les lampes fluocompactes a établi les conclusions suivantes :

• « Après analyse des résultats des mesurages, et compte tenu des incertitudes associées, toutes les lampes testées sont conformes aux valeurs limites d'exposition de la réglementation (valeurs données par l'ICNIRP (*International Commission on Non-Ionizing Radiation Protection*, Commission internationale de protection contre les rayonnements non-ionisants) et reprises dans le décret n° 2002-775) ».

• « En moyenne sur l'ensemble des lampes testées, la valeur efficace du champ électrique dans la bande de fréquences (10 kHz–300 kHz) dans la direction maximale d'émission à une distance de 30 cm vaut 15,2 V/m, soit 17,4 % de la valeur limite d'exposition (note : 87 V/m sur la bande de fréquence analysée). »

• « Parmi toutes les mesures obtenues, la valeur efficace de champ électrique maximum mesurée est de 63,4 V/m, soit 72 % de la valeur limite d'exposition. Ces niveaux n'ont été mesurés que pour les trois échantillons de la lampe la plus volumineuse et la plus puissante (puissance nominale électrique donnée par le constructeur de 30 watts) parmi l'ensemble des lampes testées. »

Cependant, Pierre le Ruz, du Criirem (Centre de recherche et d'information indépendant sur les rayonnements électromagnétiques non-ionisants, www.criirem.org) répond :

« Le problème, c'est que les relevés indiquent des valeurs de 6 à 63 volts par mètre (V/m), à 30 cm des lampes. Si l'on tient compte de "l'intervalle de confiance" (l'incertitude liée à la mesure), cela veut dire que le niveau peut atteindre 80 V/m. À 30 cm de certaines lampes, on flirte donc avec la limite de 87 V/m fixée au niveau européen pour éviter les "effets aigus" sur la santé (mise à jour du 24 juin : il s'agit d'une recommandation européenne transposée en France en 2002). Ce qui implique que l'on est logiquement au-delà de cette limite si l'on s'approche davantage. En outre, on dépasse allègrement la limite de 10 V/m fixée par une directive appliquée depuis 2006 en France concernant la compatibilité électromagnétique, c'est-à-dire les niveaux à ne pas dépasser pour éviter les interférences entre appareils. »

Ce débat devrait probablement se poursuivre dans les prochaines années...

mentionnés sur www.electromagnetique.com). En l'état, il est donc conseillé de ne pas se tenir trop près de celles-ci et de ne pas les utiliser pour des lampes de chevet ou de bureau, à moins de les équiper d'une pochette de protection spéciale (voir pages 94 et 95).

On peut légitimement s'interroger sur le bien-fondé écologique et l'intérêt économique du remplacement systématique des ampoules traditionnelles par des ampoules fluocompactes, surtout quand on prend en compte leur prix (justifié par leur longévité), leur récupération et leur recyclage.

à savoir

> Une autre vie pour les ampoules fluocompactes !

Ne jetez pas n'importe où vos ampoules fluocompactes quand elles ne marchent plus. La présence d'un gaz contenant du mercure dans les ampoules basse consommation doit vous rendre vigilant. Attention à ne pas les casser. Rapportez-les aux points de collecte spéciaux prévus dans les déchetteries ou chez les électriciens.

Les LEDs : sans réserve

Les remarques qui précèdent doivent nous conduire à examiner les LEDs (*Light Emitting Diode*, ou diodes électroluminescentes) avec intérêt. Ces ampoules fournissent un éclairage très performant (plus de 100 lumens/watt) aussi bien comparé aux ampoules à incandescence (11 lumens/watt) qu'aux ampoules fluocompactes (entre 50 et 70 lumens/watt).

Contrairement à ces dernières, les LEDs ne comportent pas de mercure et n'émettent ni UV ni rayonnements électromagnétiques. Elles sont d'une durée de vie supérieure à celle des fluocompactes et consomment encore moins que ces dernières.

Les halogènes à économie d'énergie : des atouts certains

Ces ampoules halogènes de nouvelle génération offrent une qualité de lumière excellente pour une longévité accrue et un rendement largement supérieur aux halogènes classiques et aux ampoules à incandescence, gros consommateurs en électricité. De ce point de vue, elles restent cependant en deçà des performances des ampoules fluocompactes et des LEDs.

Elles sont équipées de culots (à vis, à baïonnette ou autres) adaptés aux emplois courants, mais aussi d'une protection antiradiations UV, ce qui n'était pas toujours le cas sur les halogènes classiques.

Les lampes halogènes classiques, très gourmandes en énergie, émettent également des champs électromagnétiques importants en raison de leur transformateur situé, selon les cas, au pied de la lampe ou à la base de l'ampoule (plusieurs spots peuvent aussi être alimentés par un transformateur). Cependant, les halogènes directement branchés sur le réseau 230 volts (donc sans transformateur) n'émettent pas de champs magnétiques.

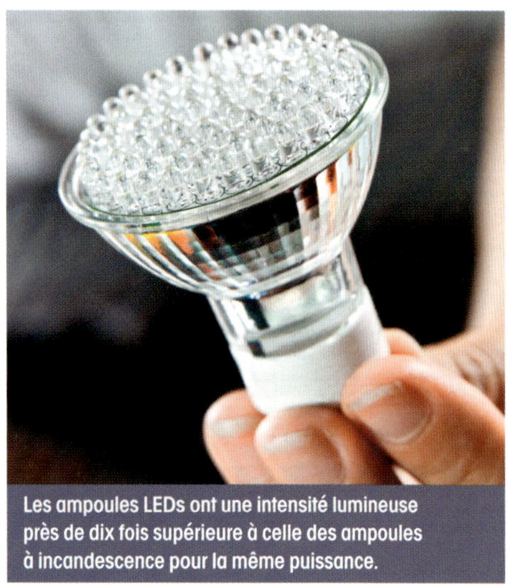

Les ampoules LEDs ont une intensité lumineuse près de dix fois supérieure à celle des ampoules à incandescence pour la même puissance.

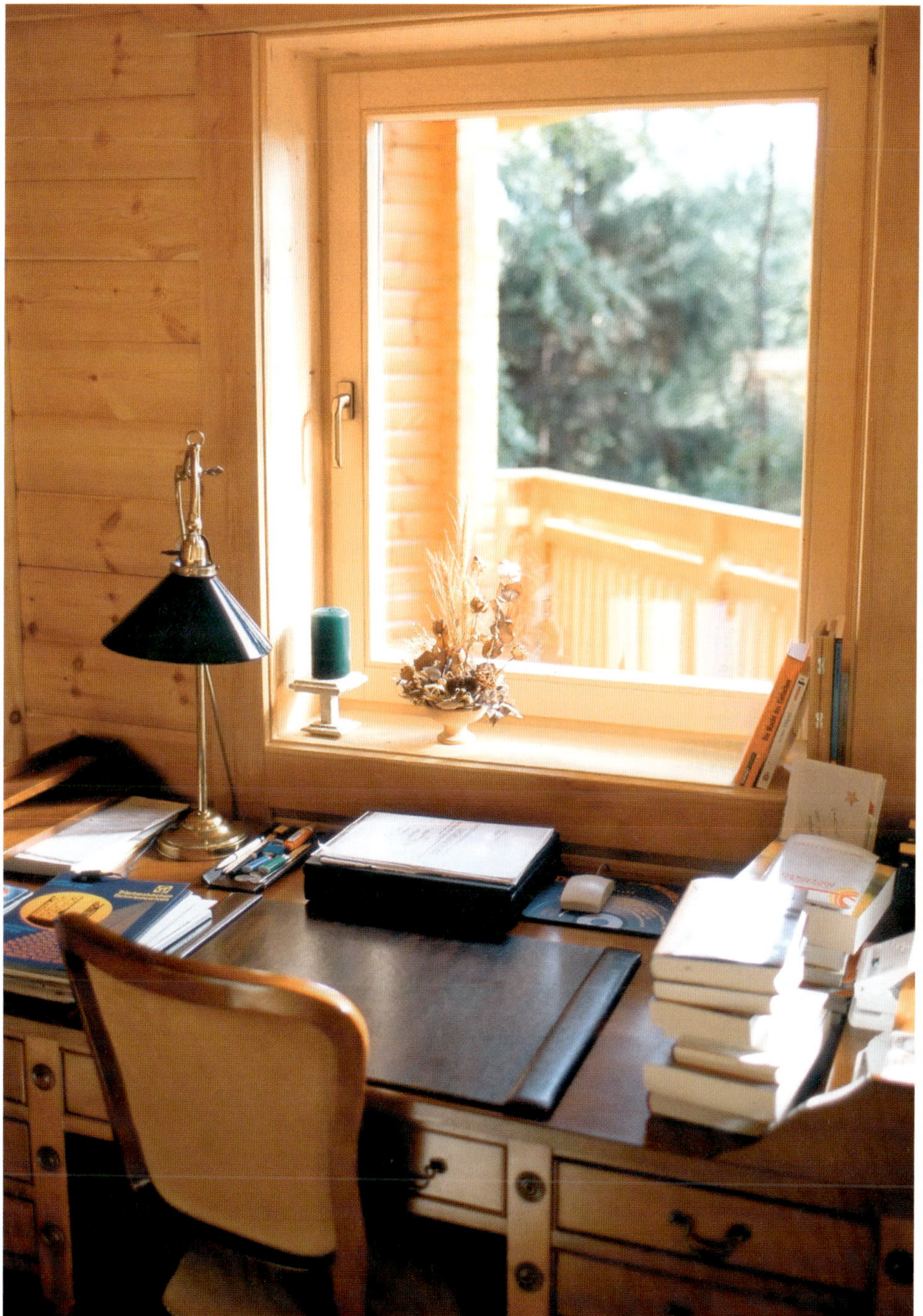

Dans tous les cas, tant pour votre bien-être que votre budget, privilégiez l'éclairage naturel.

L'électroménager

Les appareils électriques génèrent un champ électrique et un champ magnétique dans leur environnement proche. Ces champs décroissent quand on s'en éloigne. À 30 cm des appareils, l'intensité du champ magnétique (qui ne dépend ni de la taille ni de la puissance de l'appareil) est largement inférieure à la valeur limite officielle de 100 µT. Mais elle est parfois supérieure à celle recommandée par plusieurs scientifiques et organisations indépendantes.

Les plaques à induction

Le fonctionnement des plaques de cuisson à induction (appelées aussi « vitrocéramiques », en raison du matériau qui recouvre les inducteurs) repose directement sur le principe de l'induction de champs magnétiques.

Sur le schéma ci-contre, le champ magnétique est généré par un électro-aimant raccordé au secteur (230 V, 50 Hz). C'est ce dernier qui « chauffe » la matière métallique (fer) du récipient, en mettant en mouvement ses électrons (donc sans chaleur). En ne concernant que le récipient, l'effet thermique offre un excellent rendement, qui donne à la plaque à induction la réputation du mode de cuisson le plus écologique !

En l'absence de récipient, la plaque reste froide, même si elle est branchée. Cependant, si elle est en marche, elle émet quand même des champs magnétiques. Par ailleurs, si le diamètre de la casserole ne recouvre pas

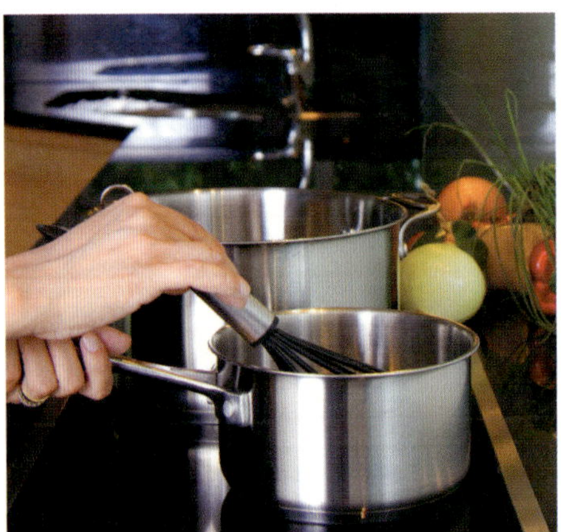

Utilisez des récipients au diamètre des plaques à induction pour empêcher les champs magnétiques de s'échapper.

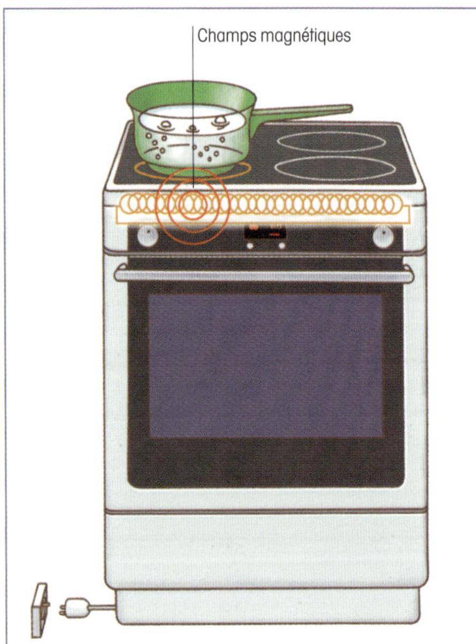

Cuisiner sur les plaques de cuisson avant expose davantage aux champs magnétiques.

la plaque entièrement, des champs magnétiques, risquant de ne pas être totalement absorbés par le récipient, peuvent s'échapper. Se produit alors un rayonnement dans l'environnement immédiat de l'appareil, mesurable jusqu'à 1,50 m.

Afin de l'éviter, il est conseillé d'utiliser des adaptateurs ainsi que des casseroles spéciales « prévues à cet effet » ; à défaut, des disques-relais vous permettent d'employer des récipients fabriqués avec des matériaux autres que le fer : alu, cuivre, porcelaine, inox...

Le four à micro-ondes

Le four à micro-ondes domestique est l'une des utilisations directes les plus spectaculaires des ondes électromagnétiques. Les ondes, produites par un magnétron sur une fréquence élevée (2 450 MHz), sont diffusées à l'intérieur du four : en agitant les molécules d'eau contenues par les aliments, elles provoquent leur échauffement rapidement.

Cette action peut s'exercer sur toutes sortes de matériaux et d'organismes vivants contenant de l'eau et placés à l'intérieur du four. Dans le cas des aliments, le processus d'échauffement aboutit à leur décongélation, leur réchauffage et/ou... leur cuisson ! Cependant attention, un simple défaut d'étanchéité du four laisse les ondes s'échapper. Elles peuvent alors provoquer de graves brûlures si l'on se trouve à proximité.

Afin de prévenir ces risques, choisissez un appareil portant un label de certification (NF ou autre), utilisez le four à l'usage qui lui est réservé sans le faire tourner à vide et suivez ces quelques recommandations :

• Nettoyez régulièrement les joints de la porte, sans produits abrasifs : il suffit de faire chauffer un bol d'eau pendant une minute ou deux, puis de passer l'éponge. Surveillez aussi leur état d'usure, car les fuites peuvent causer des brûlures.

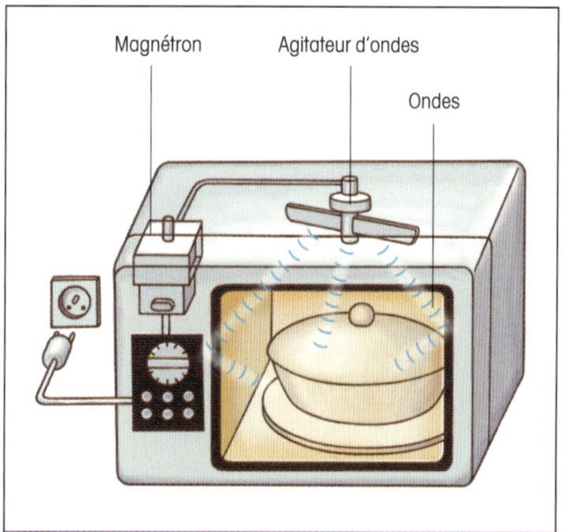

Le four à micro-ondes fonctionne sur une bande de fréquences proche de celle des téléphones portables.

• Veillez à ne pas fausser l'axe d'ouverture de la porte ou les charnières. Sinon, faites appel au service après-vente de votre appareil.

• Inutile de rester à proximité du four pendant qu'il est en marche et de regarder ce qui s'y passe ! Et surtout, interdisez l'usage du four aux enfants.

• Les porteurs d'un stimulateur cardiaque doivent se préoccuper de savoir si le fonctionnement du four ne risque pas de créer des interférences avec leur appareil.

• Pour les récipients, emballages, films alimentaires, temps de cuisson, précaution d'emploi, etc., mieux vaut se reporter à la notice du four.

à savoir

> Le four à micro-ondes plus économe en électricité

Un four à micro-ondes consomme moins d'électricité qu'une cuisinière ou un four électriques. En outre, certains aliments, tels les légumes ou les poissons, gagnent à être cuisinés au micro-ondes, puisqu'aucune matière grasse n'est nécessaire pour ce mode de cuisson. Reportez-vous aussi aux livres de recettes spécialisés.

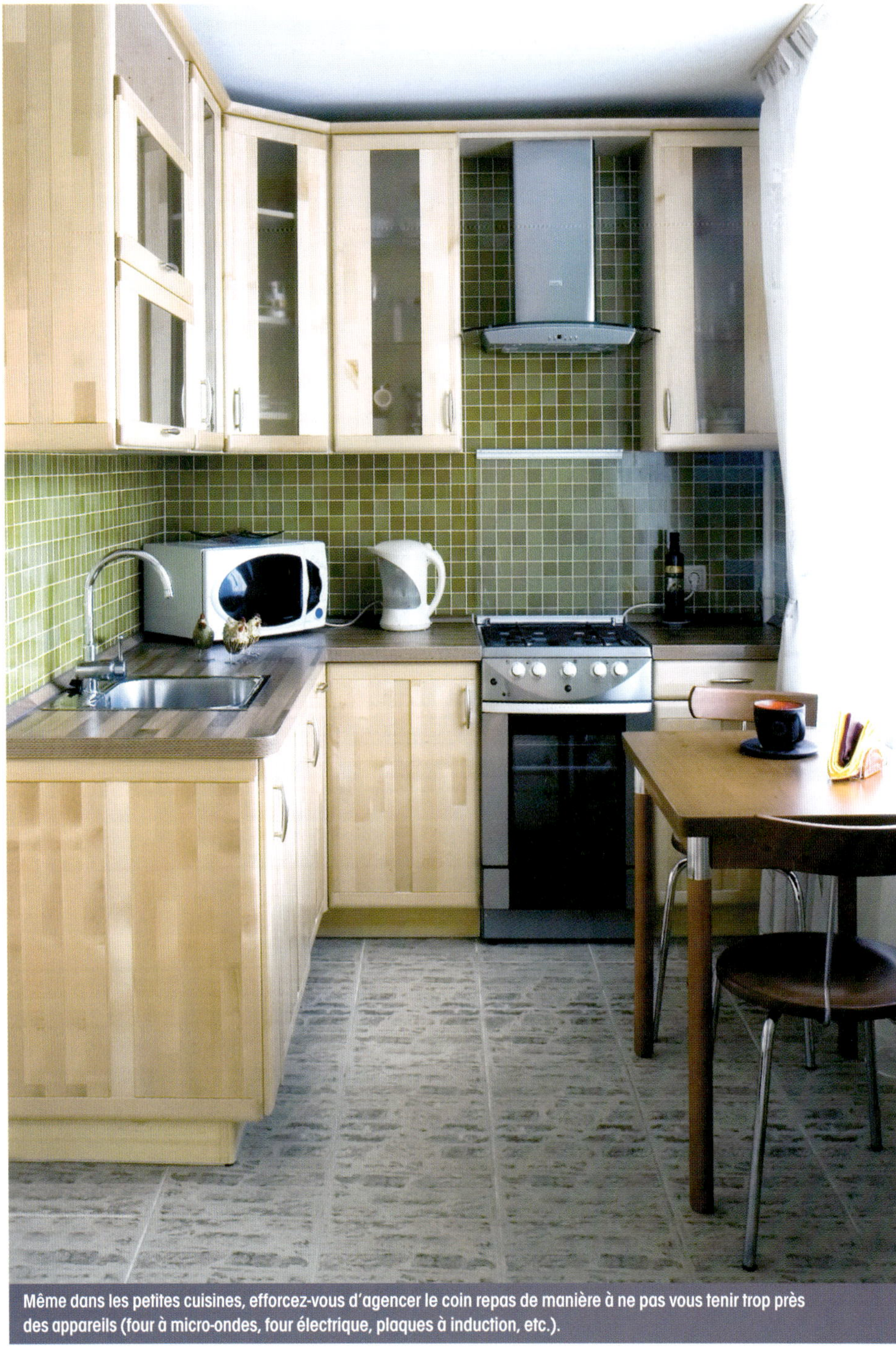

Même dans les petites cuisines, efforcez-vous d'agencer le coin repas de manière à ne pas vous tenir trop près des appareils (four à micro-ondes, four électrique, plaques à induction, etc.).

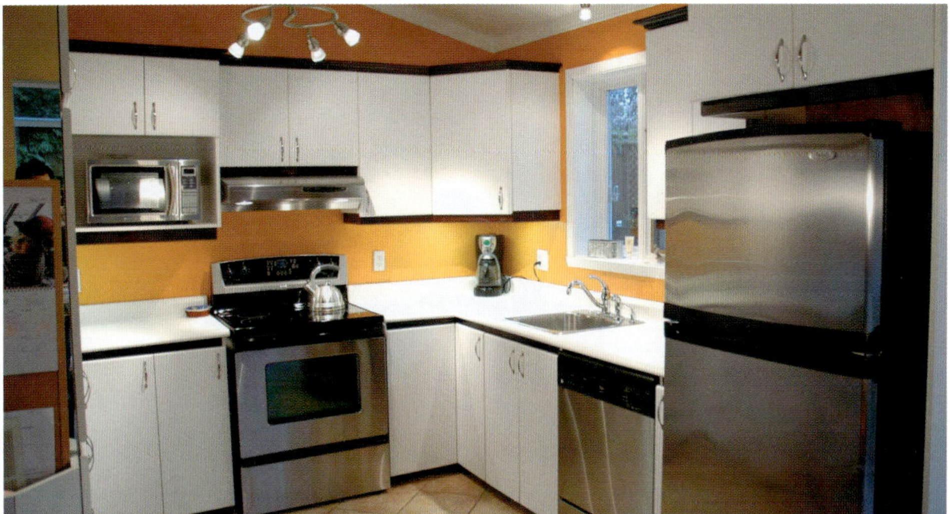

Tenez compte des champs électromagnétiques émis par les différents appareils au moment d'agencer votre cuisine.

Organiser sa cuisine en fonction des champs électromagnétiques

L'équipement ménager comporte souvent plusieurs appareils (réfrigérateur, lave-vaisselle, lave-linge, four électrique, grille-pain, percolateur, mixeur, etc.), qui tous, à des degrés divers, émettent des champs électromagnétiques. Notre tableau récapitulatif « Les sources de pollution électromagnétique dans l'habitat » (page 87) fournit des mesures effectuées, entre autres, à 30 cm de distance de ces appareils.

On constate que ces mesures restent perfectibles : si elles sont toutes inférieures aux normes officielles de 5 000 V/m et 100 µT, elles restent pourtant souvent supérieures aux recommandations de prise en compte des effets des ondes électromagnétiques à long terme préconisant un seuil de 10 V/m et 0,2 µT. Rappelons en particulier à cet égard celles du rapport BioInitiative et du Criirem (Centre de recherche et d'information indépendant sur les rayonnements électromagnétiques non-ionisants), voir pages 34 à 37.

Par ailleurs, la cuisine est devenue ces dernières années une vraie pièce à vivre. Sachant que les champs électromagnétiques décroissent avec la distance, il suffit de l'organiser en conséquence pour s'en préserver au mieux. En se souvenant, par exemple, que le champ magnétique d'un four à micro-ondes se répand jusqu'à 1,50 m de l'appareil, celui d'une hotte aspirante ou d'un four électrique jusqu'à 0,60 m, celui d'un réfrigérateur-congélateur jusqu'à 0,50 m (uniquement durant le fonctionnement du moteur), etc.

à savoir

> Derrière les cloisons... les champs électromagnétiques !

Tant qu'un appareil reste branché, les champs électriques et magnétiques subsistent autour de son câble d'alimentation. Pour le faire disparaître, il faut soit débrancher l'appareil, soit mettre la prise hors tension à l'aide d'un interrupteur. Mais les champs subsistent alors le long du câble avant la prise, derrière le mur...

Les équipements domestiques

Les petits appareils électriques ont envahi notre quotidien, et il est peu d'activité qui en soit exempte, même en dehors de la cuisine. Sans compter les réseaux informatiques sans fil (Wi-Fi, Bluetooth...). Dans la salle de bains, le salon ou la chambre à coucher, voire dans la salle de jeux des enfants, les rasoir électrique, sèche-cheveux, télévision, chaîne hi-fi, chargeur de consoles de jeux DS, talkie-walkie, engins téléguidés, ou encore lampe de chevet et radio-réveil en sont les représentants les plus répandus. Ils émettent tous des champs électromagnétiques d'importance diverse, dont on trouvera une évaluation dans le tableau qui se trouve page 87.

Exposition au rayonnement des écrans de télévision et d'ordinateur

Les écrans de télévision et d'ordinateur émettent des champs électriques, mais aussi magnétiques.

Les écrans à tube cathodique, qui fonctionnent avec une fréquence de balayage de 75 Hz, émettent des champs électrostatiques, qui sont perceptibles quand l'hygrométrie est sèche, ainsi que des champs électromagnétiques, par leurs seules sources d'alimentation (dans des gammes de fréquences de 50 à 100 Hz) et par leurs circuits électroniques (de 15 à 150 kHz et de 20 à 1 000 MHz).

Les écrans produisent aussi, selon l'INRS (Institut national de recherche et de sécurité), un rayonnement ultraviolet (UV) proche, un rayonnement visible et infrarouge (IR) et des rayons X de très basse énergie produits dans le tube cathodique mais que le verre de l'écran, suffisamment épais, permet d'absorber. Cependant, toujours selon l'INRS, « les mesures montrent que les niveaux de ces rayonnements sont inférieurs aux valeurs limites d'exposition ».

Le champ électrique étant par ailleurs plus étendu derrière l'écran que devant, l'OMS (Organisation mondiale de la santé) conseille d'observer, dans le cadre de l'organisation d'une salle de travail, par exemple, une distance minimale entre chacun des utilisateurs. En effet, les écrans étant très sensibles aux champs électromagnétiques de 50 Hz qu'ils émettent, ils altèrent, de fait, l'affichage d'une source voisine si celle-ci se trouve à moins de 1 mètre.

Les écrans plats à cristaux liquides, qui affichent les images à l'aide de diodes électroluminescentes, de cristaux liquides ou de tubes plasma, ne posent pas ce genre de problèmes.

La norme TCO (voir encadré page ci-contre) a été établie dans le but de limiter l'exposition du public aux champs électromagnétiques des écrans. Elle s'applique, par extension, à l'ensemble du matériel informatique et téléphonique.

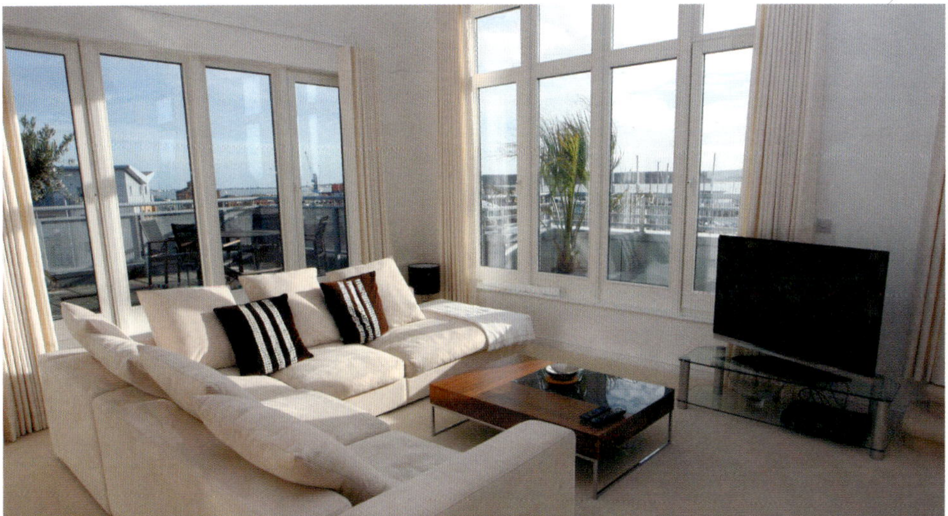

Les nouvelles générations d'écrans plats émettent encore moins de champs électromagnétiques que ceux à tube cathodique.

+ d'info

La norme TCO

À l'origine écolabel suédois destiné à limiter la radiation des écrans, la norme TCO s'applique désormais aux ordinateurs (fixes et portables), téléphones mobiles, imprimantes, projecteurs, etc. Elle concerne l'émission des champs électromagnétiques des écrans, mais aussi la consommation d'énergie, la possibilité de recyclage de l'appareil, et même son ergonomie et son niveau sonore. Elle fixe le champ électrique à moins de 1 V/m, à 50 cm de l'écran de l'ordinateur, dans la bande 2 400 kHz ; à 10 V/m et 0,2 µT, à 50 cm de l'écran, pour les basses fréquences de 50 Hz. La moitié des écrans d'ordinateurs portent aujourd'hui le label TCO, qui impose des seuils de sécurité prenant en compte les effets à long terme des champs électromagnétiques sur la santé. Ces seuils ne devraient-ils pas être généralisés à l'ensemble des équipements domestiques, et notamment à la télévision ?

Les émetteurs de télévision

La télévision nous concerne au moins à deux égards : d'une part, en raison de la mise en route progressive de la TNT (Télévision numérique terrestre), d'autre part par l'influence que peuvent avoir les écrans de télévision.

La fin de la télévision traditionnelle (analogique) est programmée, en France, pour novembre 2011. L'extension de la TNT qui la remplace est rendue possible grâce à l'installation d'un réseau d'émetteurs terrestres adaptés qui permettent de recevoir davantage de chaînes (plus de cinq au lieu d'une seule auparavant) sur un même canal, ou multiplex. En outre, les téléphones portables équipés d'un écran LCD (*Liquid Crystal Display*, écran à cristaux liquides) pourront aussi servir de récepteurs de télévision. C'est donc, en même temps, une formidable activité commerciale qui se déploie.

Cependant, la TNT étant diffusée dans des hautes fréquences (micro-ondes), de 470 à 606 MHz et de 606 à 862 MHz, les riverains des émetteurs sont les premiers concernés par les champs électromagnétiques émis. Des champs qui, par ailleurs, viennent augmenter la densité de l'*electrosmog* ambiant (voir page 7) créé notamment par les antennes de téléphonie mobile et celles de la radio.

Et la radio ?

Les antennes nécessaires aux émissions en modulation d'amplitude, ou AM (ondes radioélectriques de très grande portée) peuvent mesurer plusieurs dizaines de mètres de haut et sont installées sur des sites interdits au public, afin d'éviter les risques d'exposition aux champs électromagnétiques.

Les émetteurs en modulation de fréquence (FM), de portée plus limitée, sont plus petits et installés au sommet d'immeubles dont l'accès est également interdit.

Les petits appareils au quotidien

Les accessoires électriques, qui constituent notre environnement proche dans nos chambres à coucher, ne sont pas toujours de nature à favoriser un sommeil serein. Quelques exemples ? Le lit électrique émet des rayonnements au niveau du corps, à moins de mettre le moteur hors tension (il faut alors couper l'alimentation avec une télécommande une fois que l'on est installé). Le champ magnétique du radio-réveil est perceptible, selon les modèles, jusqu'à 0,60 m : évitez de le placer à la tête du lit... ou adoptez un réveille-matin à piles. La lampe de chevet ? Il en a été question en page 19.

D'une manière générale, tous les appareils qui comportent un transformateur intégré, et à plus forte raison ces transformateurs eux-

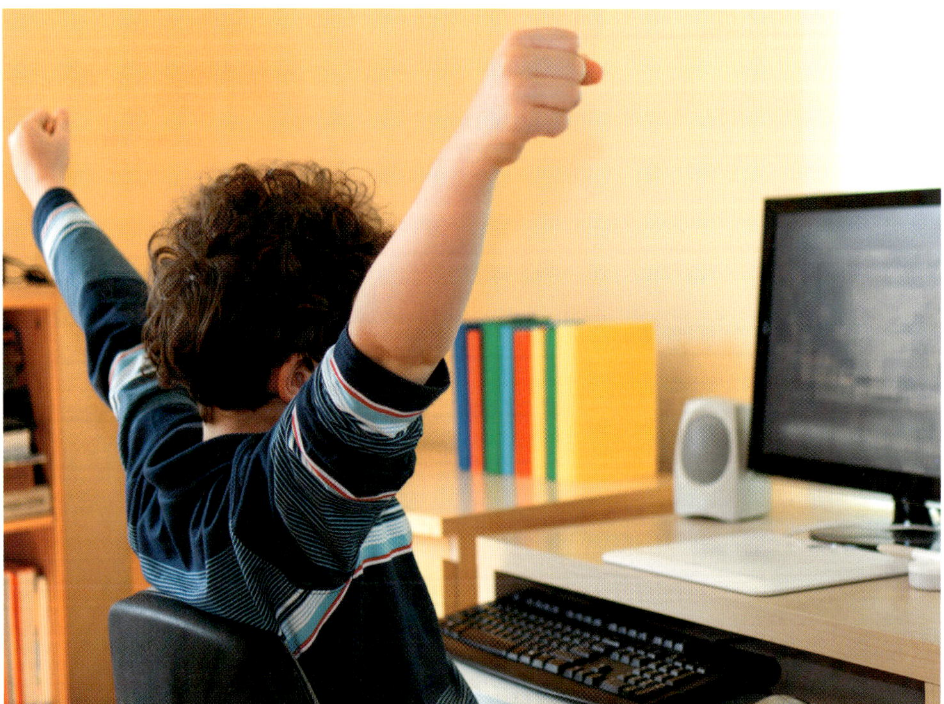

Veillez au label TCO lorsque que vous achetez un écran d'ordinateur.

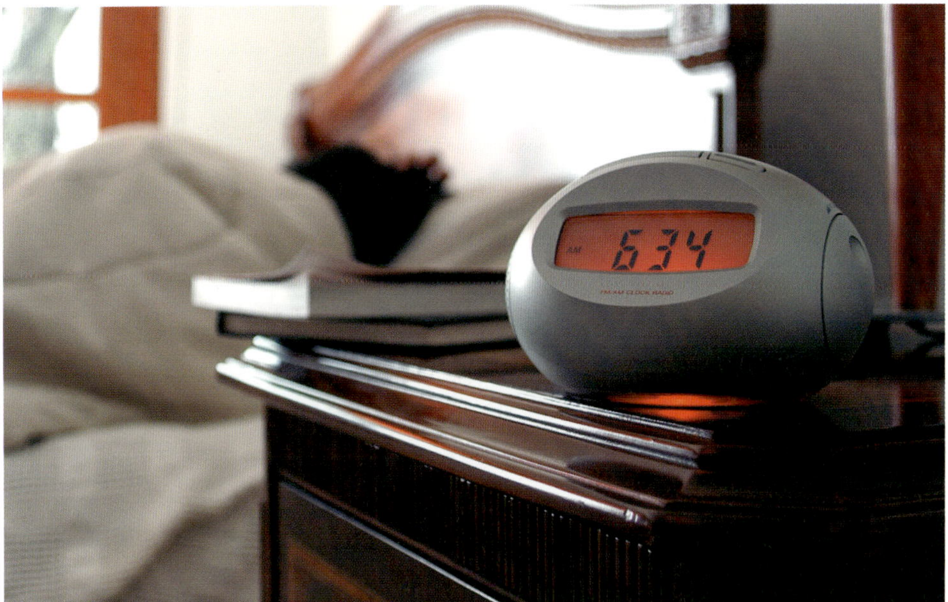

S'il est électrique, éloignez le radio-réveil de la tête du lit.

mêmes, sont des pollueurs électromagnétiques importants, en dépit de leur taille, car ils comportent des bobinages générant des champs magnétiques intenses. C'est le cas des spots halogènes basse tension, dont l'installation comporte un transformateur qui abaisse la tension du courant (230 V) pour l'amener à la tension voulue (6, 12 ou 24 V). Mais c'est aussi le cas des fers à repasser, aspirateurs, aquariums, imprimantes, chaînes hi-fi, etc. Dans la mesure du possible, ne les utilisez pas trop près de vous.

Le réseau informatique local sans fil : Wi-Fi, Bluetooth...

Les réseaux informatiques locaux (domestiques) sans fil sont très pratiques comparés aux réseaux filaires : facilité d'installation, de branchement, de fonctionnement, d'utilisation, etc. Ils donnent la possibilité de déplacer les ordinateurs sans être tributaire des câbles et des branchements. Mais, malgré les techniques de cryptage sophistiquées, il est possible de les espionner avec un simple périphérique (question sécurité, c'est la technologie WPA, *Wi-Fi Protected Access*, qui offre le plus de garantie).

On se connecte ainsi souvent en Wi-Fi (dans un logement ou un bureau), synonyme de confort. Il faut cependant rappeler que ce système fonctionne sur une bande de fréquences proches de 2,4 GHz, voire de 5 GHz pour le système le plus rapide. Là encore, les champs sont plus intenses à mesure que l'on se rapproche de la source.

Plus récemment, est apparu le système Bluetooth, qui permet de connecter sans fil aussi différents appareils à courte distance : un ordinateur avec une imprimante, un scanner, un clavier, une souris ; un casque audio avec un téléphone portable, etc. Ce système opère dans la bande de fréquences comprises entre 2 400 et 2 483,5 MHz. Il générerait un champ électrique de 0,1 V/m à 1 m. Comparativement, celui d'un routeur Wi-Fi serait de 1,2 V/m à la même distance.

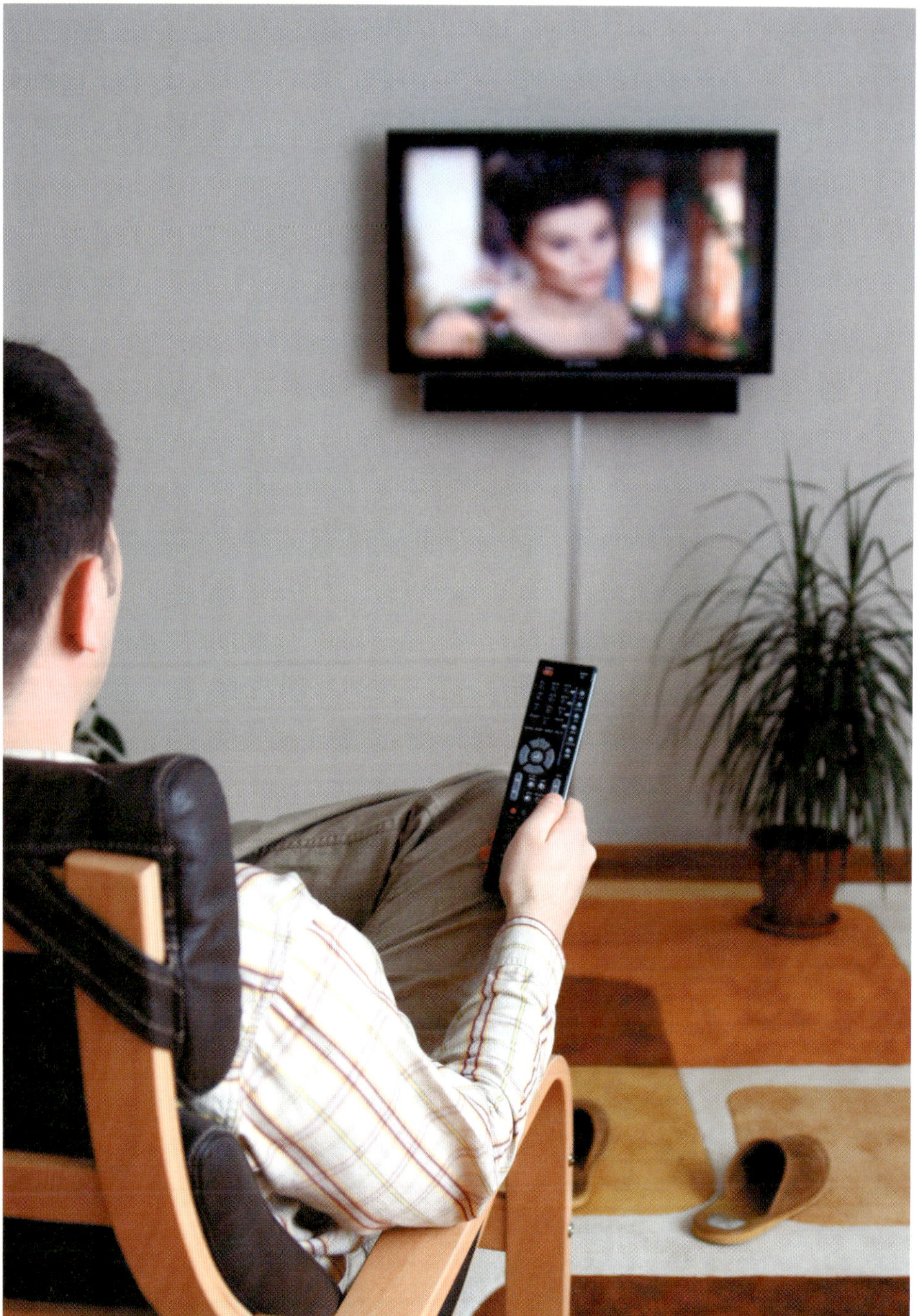

Les sources de pollution électromagnétique dans l'habitat

Sources	Champ électrique (volt/mètre, V/m)	Induction magnétique (microtesla, μT)	Distance (centimètre, cm)
Dans la cuisine			
Four électrique	8	0,15 à 0,5	30
Four à micro-ondes	< 1,5	4 à 8	30
Grille-pain	80	1 à 2 0	15 60
Lave-vaisselle	< 150	0,6 à 3	30
Percolateur	< 150	0,08 à 0,15	30
Plaque de cuisson à induction	< 150	0,35 à 0,1	30
Réfrigérateur	120	0,01 à 0,25	30
Dans le salon			
Chaîne stéréo	180	0,19	30
Téléviseur	60	0,04 à 2 0,01 à 0,15	30 100
Dans la buanderie/atelier			
Fer à repasser	< 150	0,12 à 0,3	30
Lave-linge	< 150	0,15 à 3	30
Perceuse électrique	< 150	500-2 000 2 à 3,5	3 30
Scie	< 150	1 à 25	30
Séchoir	< 150	0,08 à 0,3	30
Dans la salle de bains			
Rasoir électrique	< 150	15 à 1 500	3
Sèche-cheveux	80	6 à 2 000	3
Dans la chambre			
Couverture chauffante	250	0,3 à 5	3
Lampe de chevet	< 150-50	2	30
Matelas d'eau chauffant	NC	< 0,15	0
Réveil électrique	< 150	0,5 à 1	30
Divers			
Ampoule	< 150	2	30
Ampoule fluocompacte	NC	0,5-2	30
Aspirateur	50	2 à 20	30
Chauffage électrique par le sol	< 150	8 à 12	30
Clavier sans fil	25 à 30	NC	1
Compteur d'énergie domestique	< 150	0,6 à 3,5	30
Lampe halogène	< 150	0,17	30
Ordinateur	NC	<0,01	30
Radiateur électrique	< 150	0,15 à 5	30
Tableau domestique	< 150	4 à 5	30
Ventilateur	< 150	0,03 à 4	30

Source : OMS (Organisation mondiale de la santé) et INRS (Institut national de la recherche scientifique).

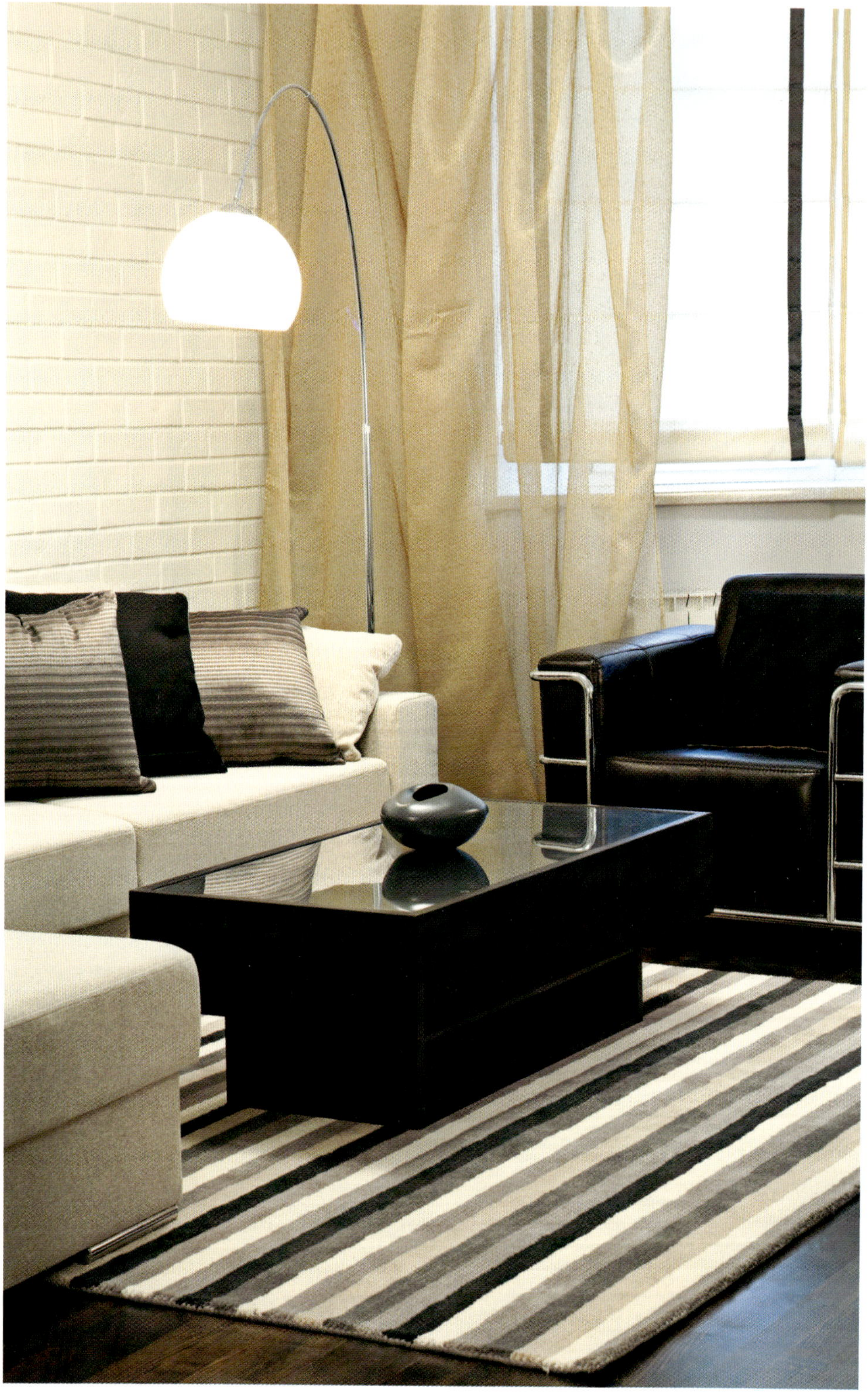

5 Se protéger des rayonnements électromagnétiques chez soi

Comment se protéger des ondes électromagnétiques aux sources multiples ? En neutralisant ou en réduisant le rayonnement des champs électriques et des champs magnétiques, sans pour autant renoncer au confort moderne et à l'équipement qui va avec. Il faut, dans ce but, intervenir dans l'organisation du réseau électrique domestique, notamment pour s'assurer que l'installation est correctement raccordée à la terre ; il faut aussi envisager parfois de poser des protections adaptées pour se protéger des ondes qui proviennent de l'extérieur.

Quelques notions pour concevoir une **installation électrique sûre**

Le raccordement à la terre, via le tableau de répartition, est une garantie de sécurité et donne la possibilité d'évacuer les champs électriques et magnétiques, à condition de les canaliser par l'intermédiaire de gaines blindées. Des travaux de rénovation des circuits électriques peuvent vous fournir l'occasion de telles améliorations qui vous permettront de limiter votre exposition aux champs électromagnétiques.

La mise à la terre

Le raccordement à la terre des installations et des circuits électriques est obligatoire. Il est indispensable pour protéger les utilisateurs contre les éventuels défauts d'isolement responsables de fuites de courant qui peuvent entraîner des risques d'électrocution.

Tous les fils de terre (identifiés par des couleurs vert et jaune) de l'ensemble des installations sont ainsi centralisés sur une barrette située au niveau du compteur. Ce « bornier » est lui-même raccordé à un piquet (par un câble en cuivre ou en acier galvanisé) enfoncé dans le sol à l'extérieur du bâtiment. De cette manière, tout courant résiduel est dirigé vers la terre, sans risque pour l'utilisateur.

En outre, en dehors de celles de classe II (double isolation), toutes les carcasses des appareils métalliques (réfrigérateur, machines à laver, cuisinière, four, sèche-linge, etc.), les canalisations, les convecteurs, les chauffe-eau électriques, les ballons d'eau chaude, la chaudière, les châssis et les huisseries métalliques, etc., doivent eux aussi être raccordés à la terre car ils peuvent être mis sous tension par les fuites de courant occasionnelles. En cas d'absence de prise de terre, l'usager peut lui-même servir de conducteur au courant, avec des risques mortels.

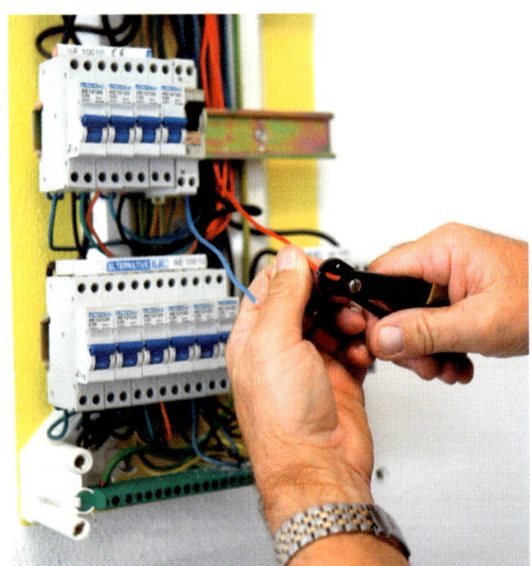

La présence des câbles conventionnels ne suffit pas ; il faut aussi qu'ils soient raccordés à un bornier de terre placé sur le tableau de répartition et raccordés à une prise de terre.

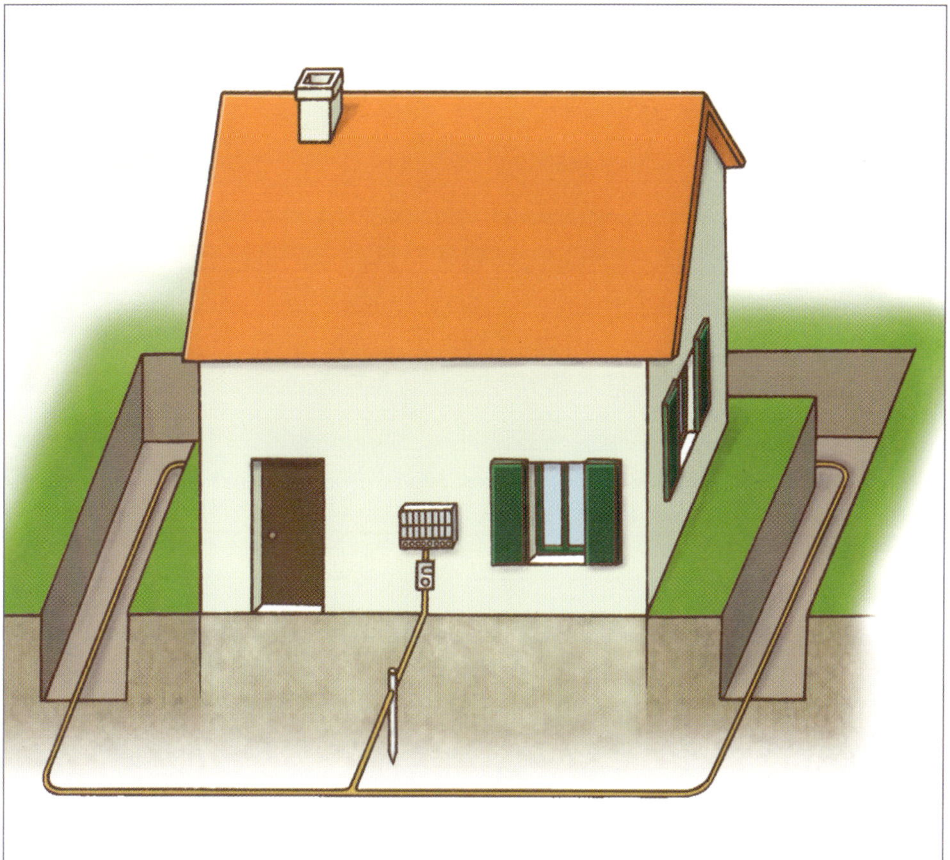

La prise de terre à laquelle est raccordée toute l'installation est faite d'un câble de cuivre nu enterré et ceinturant le bâtiment.

Une prise de terre permet aussi d'évacuer les champs électriques émis par les carcasses métalliques sous tension, les câbles électriques, les luminaires, etc. Il est donc indispensable de vérifier si la maison dispose d'une prise de terre et si l'installation lui est bien raccordée.

Qu'est-ce qu'une prise de terre ?

Il ne suffit pas que l'ensemble des circuits (prises, éclairages, etc.) comporte un fil de terre pour qu'ils soient sécurisés. Il importe surtout que ces câbles soient reliés à un dispositif enterré constitué en particulier :

- soit par un conducteur en cuivre nu de 25 mm^2 de section enterré dans une tranchée à 1 m de profondeur et ceinturant la construction au niveau de ses fondations ;
- soit par des piquets en acier galvanisé de 1,20 ou 2 m enterrés verticalement et reliés entre eux par un câble de cuivre nu de 25 mm^2 ;
- soit par des plaques métalliques, etc.

De plus, la sécurité de l'installation doit être assurée par un dispositif de coupure du courant complémentaire au raccordement à la terre, un disjoncteur différentiel haute sensibilité de 30 mA qui assure la protection des circuits électriques.

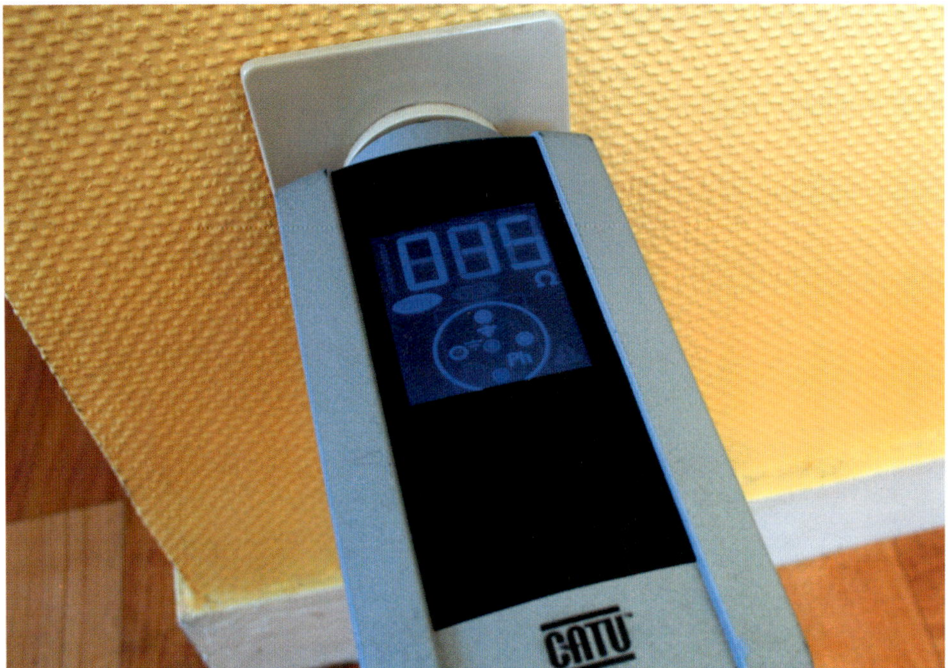

Le contrôle de la résistance d'une prise de terre se fait avec un ohmmètre. Il est conseillé de s'adresser à un spécialiste.

Quelle valeur de résistance prévoir pour une prise de terre ?

La résistance d'une prise de terre, c'est-à-dire la résistance qu'elle oppose au passage du courant, se mesure en ohms. Plus cette résistance est faible, moins elle s'oppose au passage du courant qu'elle dirige vers le sol. La norme NF C15-100 recommande une résistance de 100 ohms pour un disjoncteur différentiel de 500 mA, mais les spécialistes considèrent que pour neutraliser les champs électriques, il faut une résistance de 50 ohms maximum. En fait, plus cette résistance est faible, mieux sont évacués les champs basse fréquence.

Mais cette résistance dépend notamment de la nature du terrain et du contact entre le métal et la terre. Il est conseillé de faire appel à un électricien pour installer la prise de terre ou pour en vérifier la résistance, ce qu'il fera avec un ohmmètre. Vous pourrez relever cette valeur vous-même avec un mesureur de terre (Legrand) très simple d'utilisation.

Si vous constatez que la résistance est trop haute, il faut y remédier en améliorant la prise de terre, par exemple en ajoutant des piquets supplémentaires ou en amendant un peu le sol pour réduire sa résistivité.

Évacuer les champs électromagnétiques basse fréquence

La distribution du courant (50 Hz) dans la maison, depuis le tableau de répartition jusqu'aux prises électriques, aux boîtes de dérivations et aux appareils de commande (interrupteur, va-et-vient, etc.), se fait par l'intermédiaire de câbles électriques. Ces conducteurs sont encastrés sous conduits ou posés en applique, sous des baguettes ou derrière les plinthes.

Dans les deux cas, ils diffusent des champs électromagnétiques sur tout leur parcours par le seul fait d'être sous tension (voir pages 20 à 23). Face à cette situation, on peut envisager les solutions suivantes pour se protéger de ces champs électromagnétiques :

• Installer des appareils de coupure automatique des circuits électriques pour les chambres, de manière à neutraliser les champs durant la nuit. Ces interrupteurs automatiques de champs (IAC) se posent directement sur le tableau de répartition. C'est une solution à retenir pour les installations existantes.

• Préférer les câbles, prises et boîtiers blindés (selon le principe de la cage de Faraday, voir page 64), dont la gaine spéciale canalise et dirige les champs vers la terre (voir page 91). C'est une solution à retenir en cas de rénovation, au moins pour les chambres et les cloisons en bois, puisque ce matériau diffuse beaucoup les champs électromagnétiques. Les coordonnées des magasins spécialisés où l'on peut se procurer ce genre de matériel se trouvent dans notre carnet d'adresses (voir pages 104 à 107).

• Si vous refaites l'installation électrique, profitez-en pour repenser et restructurer, si possible, la distribution et le parcours des canalisations. Vous éviterez ainsi leur proximité avec les têtes de lit, les zones de repos, etc.

• Sauf si vous y êtes contraint, ne placez pas le compteur contre une cloison de séparation jouxtant une chambre, le salon ou tout autre zone de détente. Un compteur émet des champs électromagnétiques jusqu'à 1 mètre, au travers des matériaux, rappelons-le.

+ d'info

La résistivité du sol

La résistance d'une prise de terre doit être déterminée en fonction de la résistivité du sol, c'est-à-dire de sa capacité à s'opposer au passage du courant. Plus un sol retient l'humidité, plus sa résistivité est faible. Une terre argileuse, par exemple, possède une résistivité moyenne supérieure à celle d'un substrat humifère mais inférieure à un sol calcaire ou pierreux.

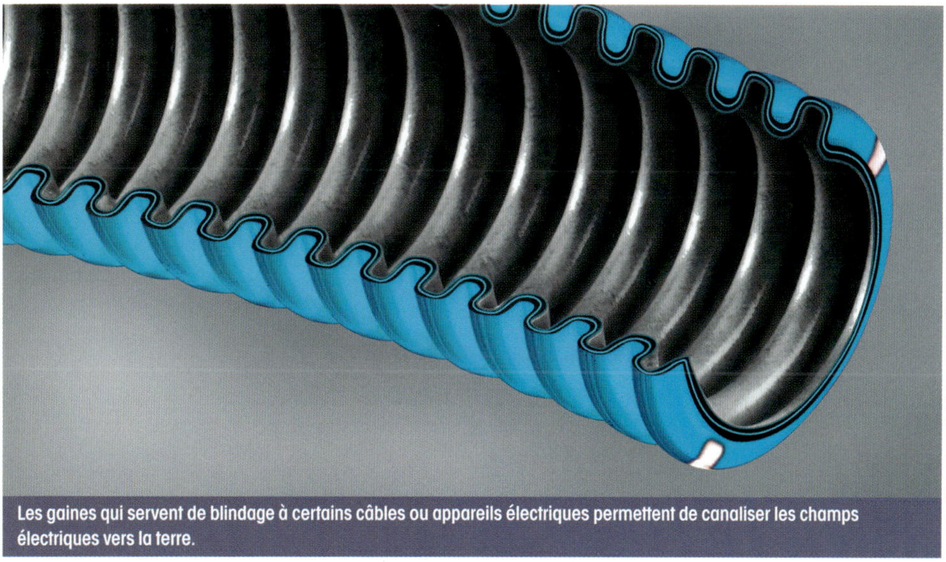

Les gaines qui servent de blindage à certains câbles ou appareils électriques permettent de canaliser les champs électriques vers la terre.

Se protéger des **hautes et basses fréquences**

Dans certains cas, fréquents en milieu urbain, il est souhaitable de se protéger des ondes électromagnétiques provenant des sources extérieures voisines, comme les lignes à haute tension ou les antennes de téléphonie mobile. À moins de faire écran aux rayonnements émis par un appareil situé de l'autre côté de la cloison, dans son logement... On utilise pour cela un matériel spécialement conçu (textiles, peintures...) qui passe inaperçu dans la décoration. Il peut être facilement mis en œuvre.

D'autres matériels permettent de se protéger des hautes fréquences, parmi lesquels des peintures et des tissus spéciaux, ainsi que des écrans de protection. Ces revêtements peuvent vous aider à vous protéger des rayonnements émis par les antennes de téléphonie mobile ou de télévision, ou encore de ceux provenant des systèmes de communication sans fil.

• Les tissus, vendus au mètre linéaire, peuvent se prêter à la réalisation de rideaux de fenêtres, de tentures ou de baldaquins. Transparents (ils laissent passer la lumière), ils sont lavables et s'intègrent bien à toute décoration.

• Dans cette gamme, signalons les pochettes de protection pour les ampoules fluocompactes qui enveloppent entièrement le bulbe et le culot de l'ampoule. Cela vous obligera peut-être à prendre une ampoule un peu plus forte pour compenser la perte de luminosité due à cet écran. Mais l'efficacité de ce dernier contre les champs électromagnétiques émis par ce type d'ampoule (voir pages 74 et 75) est démontrée.

• Les peintures, sans solvant chimique, s'appliquent comme n'importe quelle autre peinture sur des surfaces préparées normalement. Elles peuvent aussi servir de sous-couche à la pose de papier peint ou d'une autre peinture de finition que vous jugerez plus décorative.

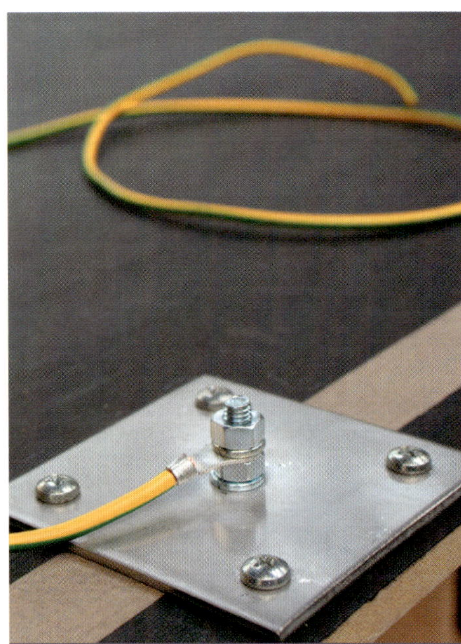

Les peintures écrans aux basses et hautes fréquences (dites « de blindage ») sont raccordées à la terre à l'aide d'une plaque de métal, d'un câble et de bandes en acier conductrices auto-adhésives.

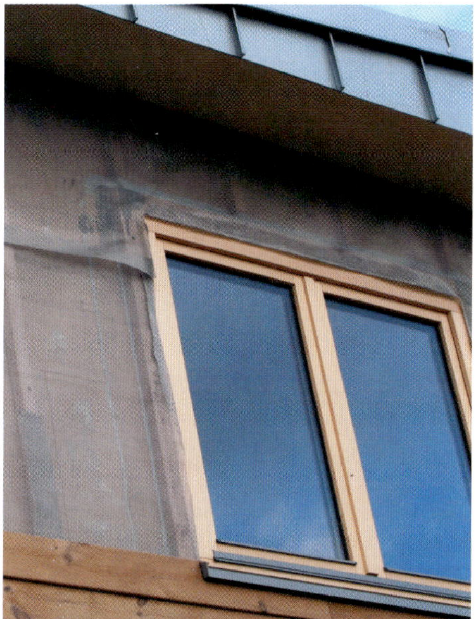

Ce type d'écran basses et hautes fréquences, fait d'un treillis en acier inoxydable à mailles très fines, peut être installé sur les murs, en toiture ou sur les planchers (ici, en façade, sous le bardage). Il doit être relié à la terre.

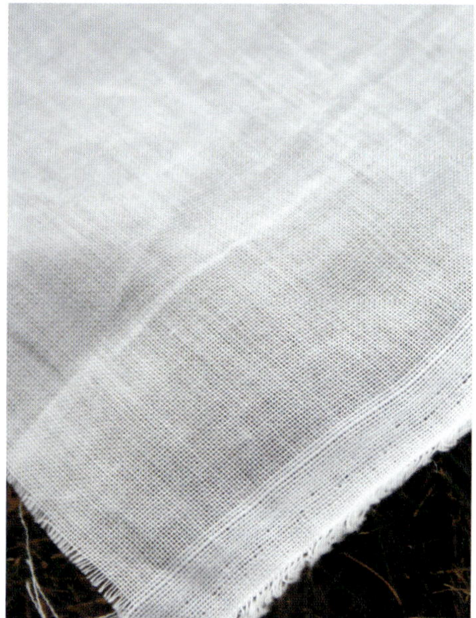

Tissu écran de protection contre les ondes électromagnétiques. On peut en faire des rideaux ou des tentures. Il peut être lavé et repassé comme n'importe quel autre textile.

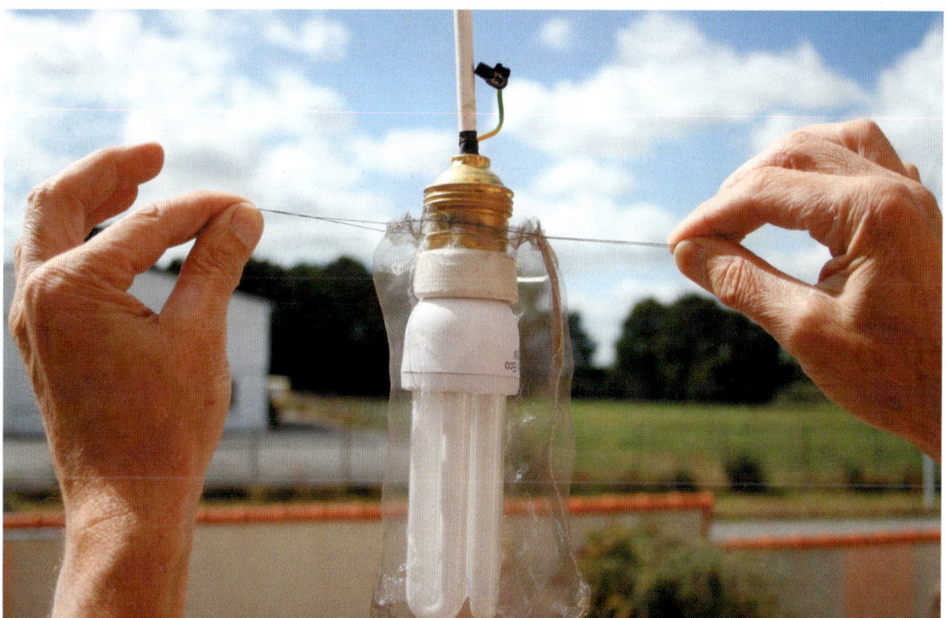

Pochette de protection en acier inoxydable contre les champs électriques adapté pour ampoules fluocompactes.

Habitat : quelques conseils au quotidien

Chambre à coucher

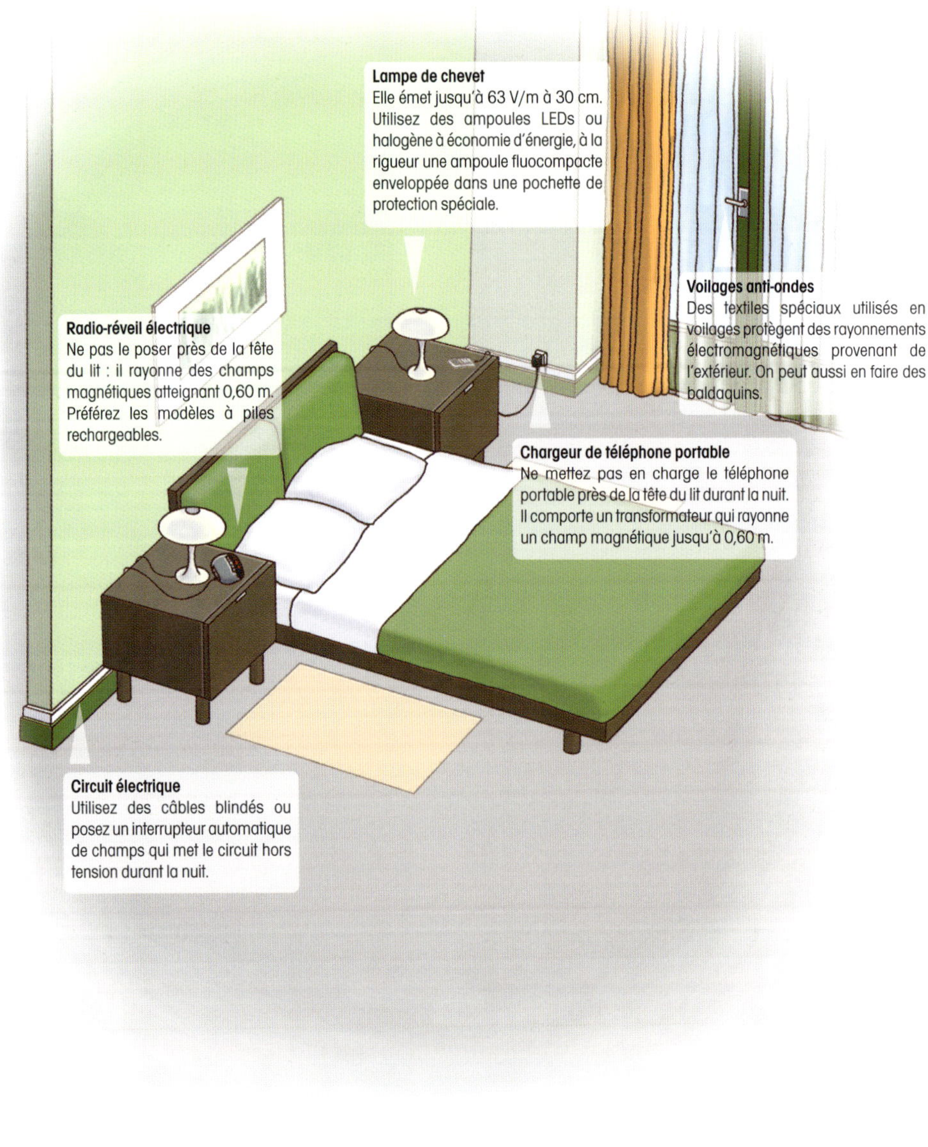

Salon

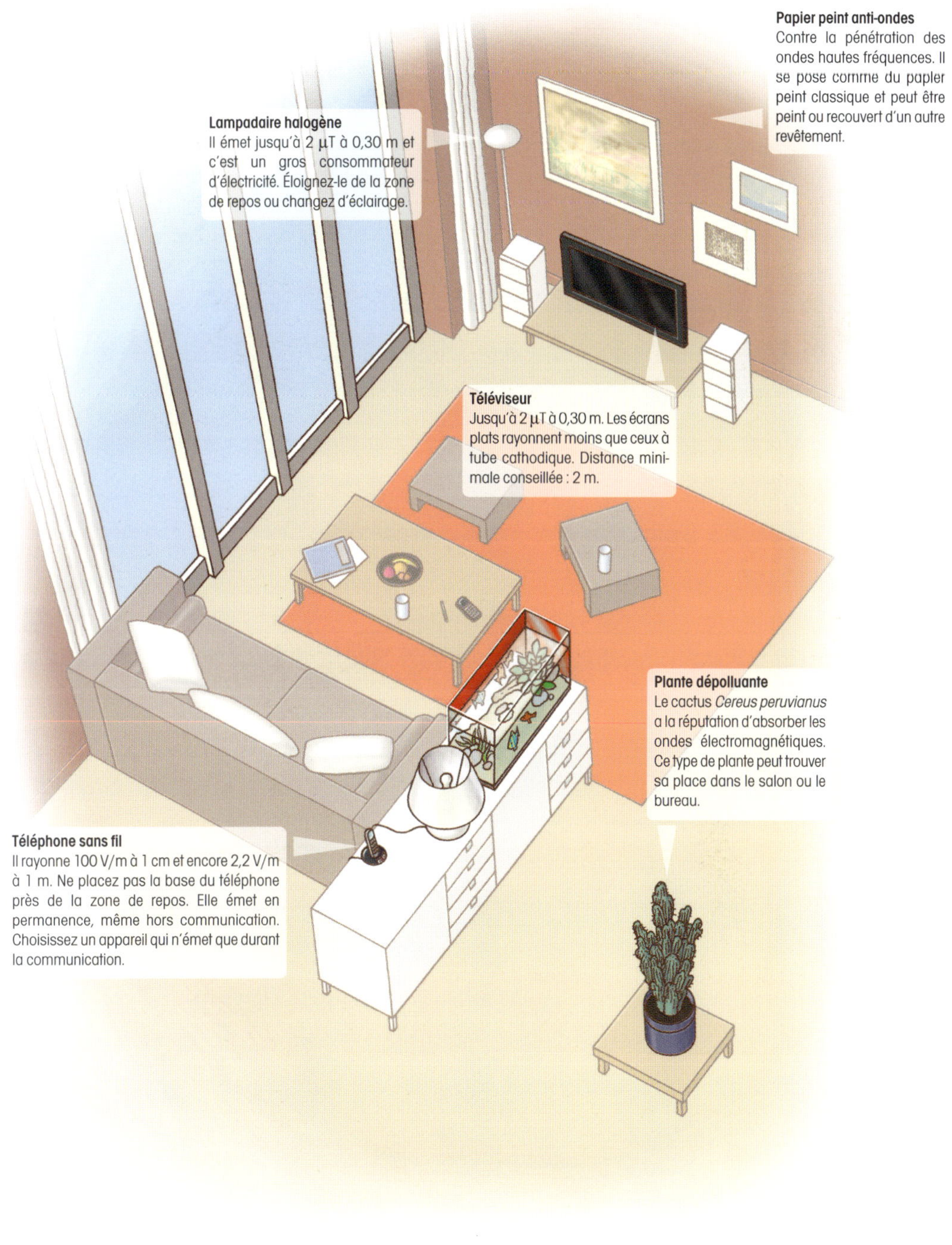
Papier peint anti-ondes
Contre la pénétration des ondes hautes fréquences. Il se pose comme du papier peint classique et peut être peint ou recouvert d'un autre revêtement.

Lampadaire halogène
Il émet jusqu'à 2 µT à 0,30 m et c'est un gros consommateur d'électricité. Éloignez-le de la zone de repos ou changez d'éclairage.

Téléviseur
Jusqu'à 2 µT à 0,30 m. Les écrans plats rayonnent moins que ceux à tube cathodique. Distance minimale conseillée : 2 m.

Plante dépolluante
Le cactus *Cereus peruvianus* a la réputation d'absorber les ondes électromagnétiques. Ce type de plante peut trouver sa place dans le salon ou le bureau.

Téléphone sans fil
Il rayonne 100 V/m à 1 cm et encore 2,2 V/m à 1 m. Ne placez pas la base du téléphone près de la zone de repos. Elle émet en permanence, même hors communication. Choisissez un appareil qui n'émet que durant la communication.

Chambre d'enfant

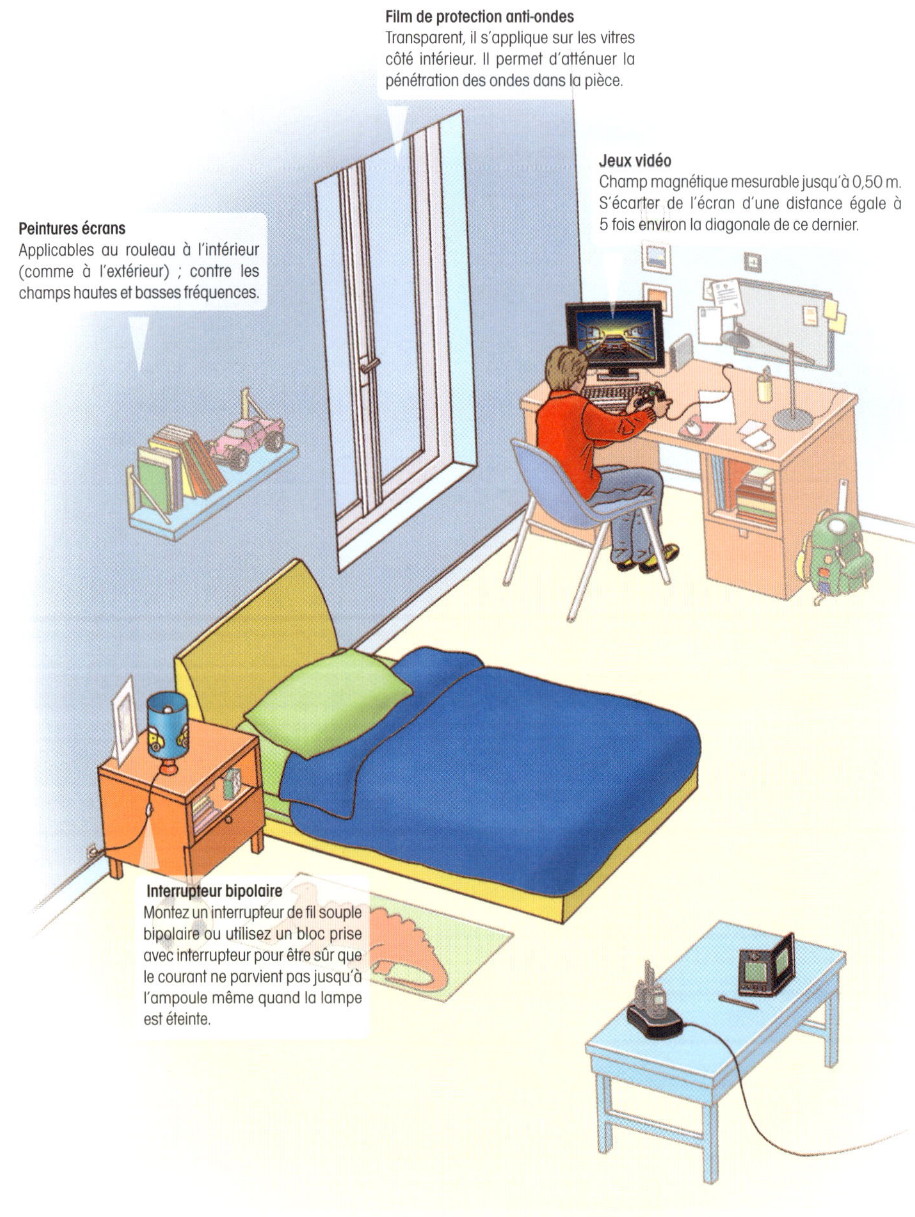

Cuisine

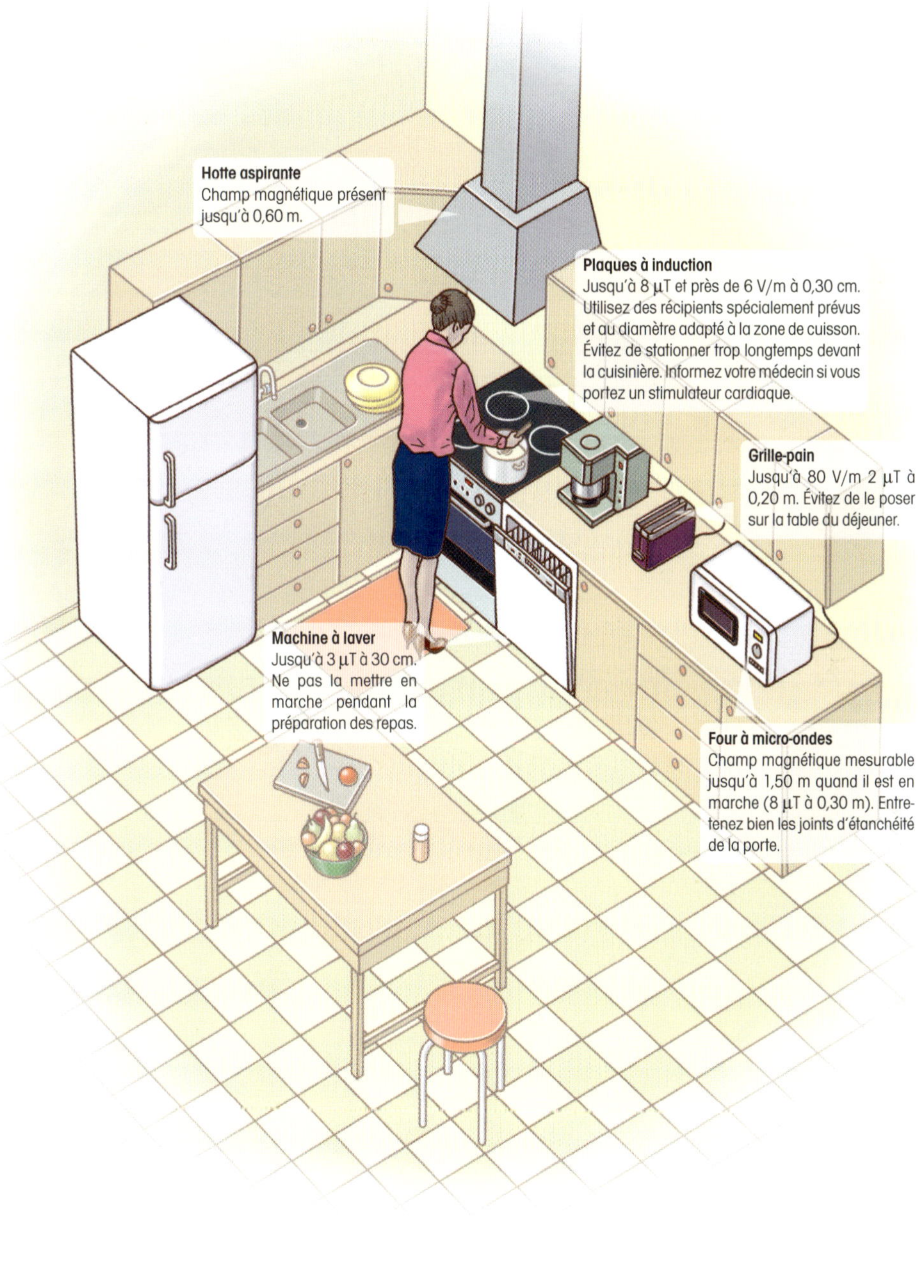
Hotte aspirante
Champ magnétique présent jusqu'à 0,60 m.
Plaques à induction
Jusqu'à 8 μT et près de 6 V/m à 0,30 cm. Utilisez des récipients spécialement prévus et au diamètre adapté à la zone de cuisson. Évitez de stationner trop longtemps devant la cuisinière. Informez votre médecin si vous portez un stimulateur cardiaque.
Grille-pain
Jusqu'à 80 V/m 2 μT à 0,20 m. Évitez de le poser sur la table du déjeuner.
Machine à laver
Jusqu'à 3 μT à 30 cm. Ne pas la mettre en marche pendant la préparation des repas.
Four à micro-ondes
Champ magnétique mesurable jusqu'à 1,50 m quand il est en marche (8 μT à 0,30 m). Entretenez bien les joints d'étanchéité de la porte.

Salle de bains

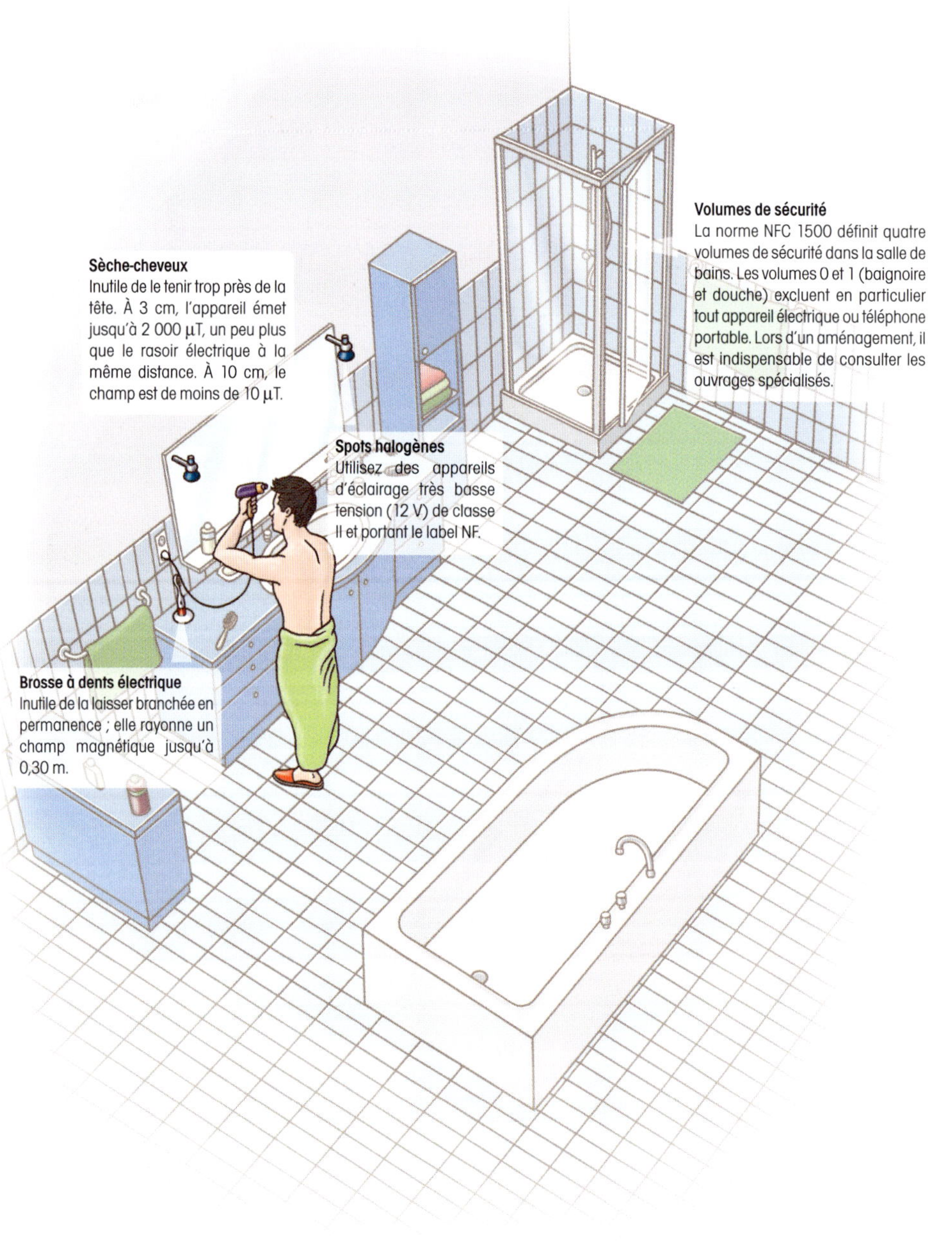

Bureau

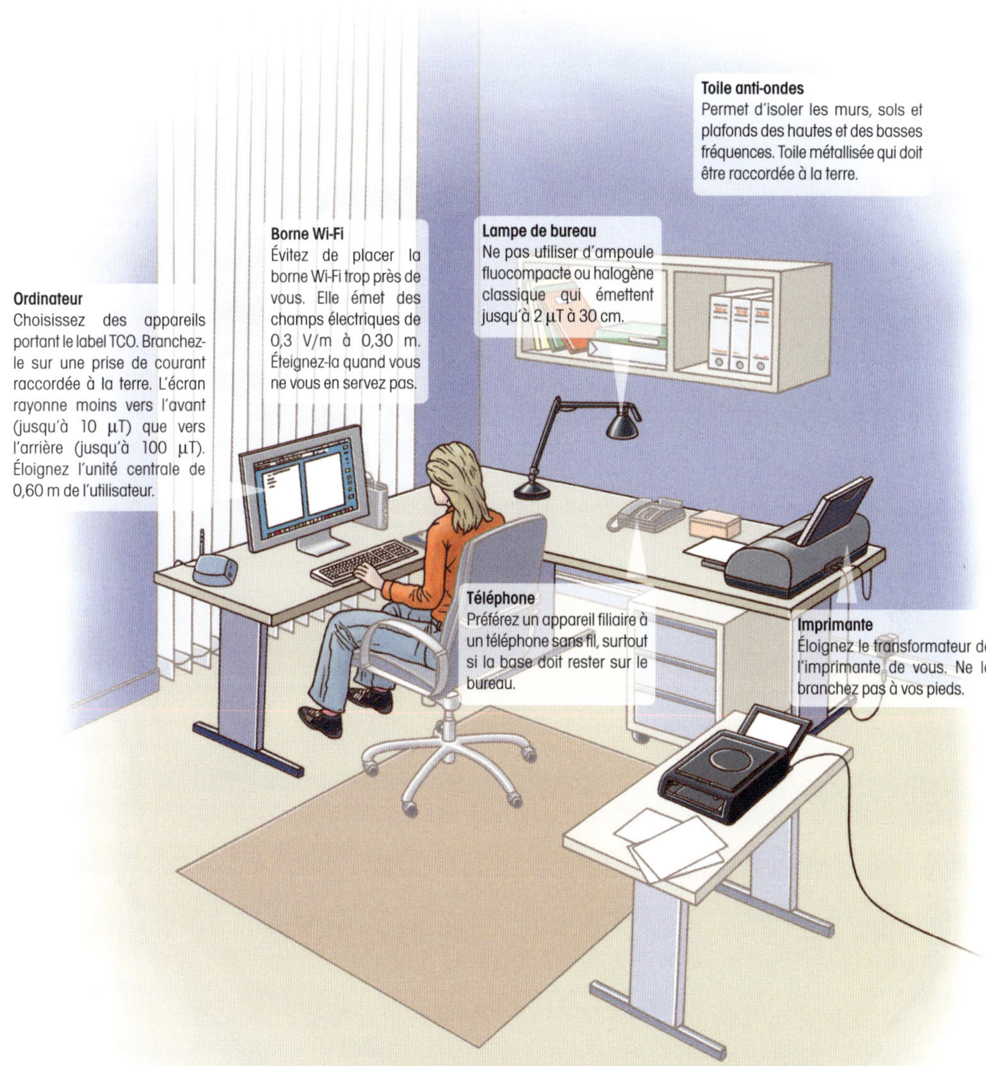
Toile anti-ondes
Permet d'isoler les murs, sols et plafonds des hautes et des basses fréquences. Toile métallisée qui doit être raccordée à la terre.
Borne Wi-Fi
Évitez de placer la borne Wi-Fi trop près de vous. Elle émet des champs électriques de 0,3 V/m à 0,30 m. Éteignez-la quand vous ne vous en servez pas.
Lampe de bureau
Ne pas utiliser d'ampoule fluocompacte ou halogène classique qui émettent jusqu'à 2 µT à 30 cm.
Ordinateur
Choisissez des appareils portant le label TCO. Branchez-le sur une prise de courant raccordée à la terre. L'écran rayonne moins vers l'avant (jusqu'à 10 µT) que vers l'arrière (jusqu'à 100 µT). Éloignez l'unité centrale de 0,60 m de l'utilisateur.
Téléphone
Préférez un appareil filiaire à un téléphone sans fil, surtout si la base doit rester sur le bureau.
Imprimante
Éloignez le transformateur de l'imprimante de vous. Ne le branchez pas à vos pieds.

Buanderie

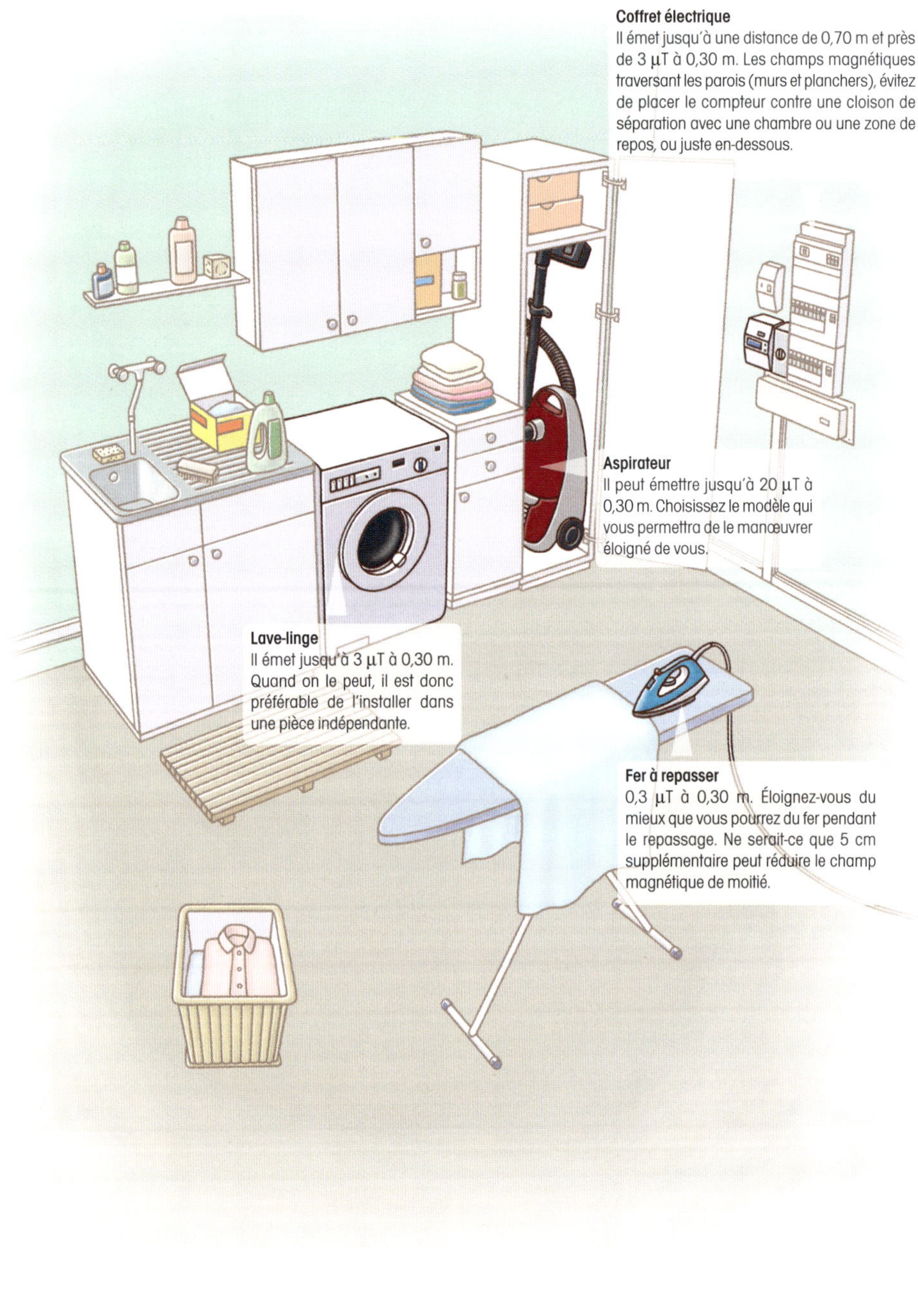
Coffret électrique
Il émet jusqu'à une distance de 0,70 m et près de 3 µT à 0,30 m. Les champs magnétiques traversant les parois (murs et planchers), évitez de placer le compteur contre une cloison de séparation avec une chambre ou une zone de repos, ou juste en-dessous.
Aspirateur
Il peut émettre jusqu'à 20 µT à 0,30 m. Choisissez le modèle qui vous permettra de le manœuvrer éloigné de vous.
Lave-linge
Il émet jusqu'à 3 µT à 0,30 m. Quand on le peut, il est donc préférable de l'installer dans une pièce indépendante.
Fer à repasser
0,3 µT à 0,30 m. Éloignez-vous du mieux que vous pourrez du fer pendant le repassage. Ne serait-ce que 5 cm supplémentaire peut réduire le champ magnétique de moitié.

Sigles, acronymes et abréviations

A : Ampère.

ADS : *Active Denial System.*

Afom : Association française des opérateurs mobiles.

Afsset : Agence française de sécurité sanitaire de l'environnement et du travail.

A/m : Ampère par mètre.

Asef : Association santé environnement France.

CEM (EMF) : Champs électromagnétiques (*Electromagnetic Fields*).

CIPRNI : Commission internationale de protection contre les rayonnements non-ionisants.

CIRC : Centre international de recherche contre le cancer.

Criirem : Centre de recherche et d'information indépendant sur les rayonnements électromagnétiques non-ionisants.

Csif-Cem : Comité scientifique sur les champs électromagnétiques.

CSRE : Commission spécialisée des risques liés à l'environnement.

CSTB : Centre scientifique et technique du bâtiment.

DAS/TAS : Débit d'absorption spécifique/Taux d'absorption spécifique.

DECT : *Digital Enhanced Cordless Telecommunication.*

DPE : Diagnostic de performance énergétique des logements.

EDF : Électricité de France.

EBF (ELF) : Extrêmes basses fréquences (*Extremely Low Frequency*).

ERDF : Électricité réseau distribution France.

FCC : *Federal Communications Commission.*

GPS : *Global Positioning System.*

GSM : *Global System for Mobil Communications.*

Hz : Hertz.

HSEM : Hypersensibilité électromagnétique.

HT : Haute tension.

ICNIRP : *International Commission on Non-Ionizing Radiation Protection* (Commission internationale de protection contre les rayonnements non-ionisants).

Inpes : Institut national pour la prévention et l'éducation pour la santé.

INRS : Institut national de recherche et de sécurité.

IRPA : *International Radiation Protection Association* (Association internationale de radioprotection).

LCD : *Liquid Crystal Display.*

LED : *Light Emitting Diode.*

M : Mètre.

MMS : *Multimedia Messaging Service.*

MT : Moyenne tension.

NCRP : *National Committee for Responsive Philanthropy* (Conseil national américain de protection contre les radiations).

OMS : Organisation mondiale de la santé.

OPECST : Office parlementaire d'évaluation des choix scientifiques et technologiques.

Priartem : Pour une réglementation des antennes-relais de téléphonie mobile.

RFID : *Radio Frequency Identification.*

RTE : Réseau de transport d'électricité.

Scenihr : *Scientific Committee on Emerging and Newly Identified Health Risks* (Comité scientifique des risques sanitaires émergents et nouveaux).

SMS : *Short Message Service.*

T : Tesla.

THT : Très haute tension.

TNT : Télévision numérique terrestre.

UMTS : *Universal Mobile Telecommunications System.*

V : Volt.

V/m : Volt par mètre.

W : Watt.

Wi-Fi : *Wireless Fidelity.*

Wimax : *Worldwide Interoperability for Microwave Access.*

Adresses utiles

Associations

Agence nationale des fréquences (ANF)
78, avenue du Général-de-Gaulle
94704 Maison-Alfort Cedex
Site : www.anfr.fr

Agence nationale pour l'amélioration de l'habitat (ANAH)
8, avenue de l'Opéra
75001 Paris
Numéro indigo : 0 820 15 15 15
(0,15 euros/minute)
Site : www.anah.fr

Agir pour l'environnement
2, rue du Nord
75018 Paris
Site : www.globenet.org/ape

Association européenne d'aide aux victimes des champs électromagnétiques
« Électrosensible »
1, rue de Pommard
75012 Paris

Association nationale contre les nuisances électromagnétiques
47, rue Alexandre-Dumas
78370 Plaisir

Association santé environnement France (ASEF)
Europôle de l'Arbois
Avenue Louis-Philibert
13857 Aix-en-Provence Cedex 3
Site : www.asef-asso.fr

Cartoradio (Carte des antennes de France métropolitaine et d'outremer)
Site : www.cartoradio.fr

Centre de recherche et d'information indépendant sur les rayonnements électromagnétiques (Criirem)
19-21, rue Thalès de Milet
72000 Le Mans
Tél./Fax : 02 43 21 18 69
Courriel : contact@criirem.org
Site : www.criirem.org

Commission de la sécurité des consommateurs (CSC)
Site : www.securiteconso.org

Commission internationale de protection contre les rayonnements non-ionisants (ICNIRP)
Site (en anglais) : www.icnirp.de
Fondation santé et radiofréquences
28, rue Saint-Dominique - 75007 Paris
Site : www.sante-radiofrequences.org

Institut national de prévention et d'éducation pour la santé (INPES)
42, boulevard de la Libération
93203 Saint-Denis Cedex
Tél. : 01 49 33 22 22 - Fax : 01 49 33 23 90
Site : www.inpes.sante.fr
Courriel : inpes@inpes.sante.fr

Institut national de recherche et de sécurité (INRS)
- Centre de Paris
30, rue Olivier-Noyer - 75680 Paris Cedex 14
Tél. : 01 40 44 30 00 - Fax : 01 40 44 30 99

- Centre de Lorraine
Rue du Morvan - CS 60027
54519 Vandoeuvre-Les-Nancy Cedex
Tél. : 03 83 50 20 00 - Fax : 03 83 50 20 97
Prise de rendez-vous pour consulter le fonds documentaire de la bibliothèque du Département Documentation de Paris.
Tél. : 01 40 44 30 00. La bibliothèque est fermée durant le mois d'août.
Site : www.inrs.fr

Institut de radioprotection et de sûreté nucléaire (IRSN)
Siège social :
31, avenue de la Division-Leclerc
92260 Fontenay-aux-Roses
Tél. : 01 58 35 88 88
Adresse postale :
BP 17 - 92262 Fontenay-aux-Roses Cedex
Site : www.irsn.fr

Institut national de recherche et de sécurité pour la prévention des accidents du travail et des maladies professionnelles
30, rue Olivier-Noyer - 75680 Paris Cedex 14
Tél. : 01 40 44 30 00 - Fax : 01 40 44 30 99

International Commission on Non-Ionizing Radiation Protection (ICNIRP) ou Commission internationale pour la protection contre les rayonnements non ionisants
Organisation indépendante (non gouvernementale) reconnue par l'OMS (Organisation mondiale de la santé) et l'OIT (Organisation internationale du travail) émettant avis et recommandations d'ordre scientifique concernant la protection contre l'exposition aux rayonnements non-ionisants.
ICNIRP
c/o BfS Ingolstaedter Landstrasse
1 D-85764 Oberschleissheim
Allemagne
National radiological protection board
Site : www.hpa.org.uk/radiation/

Next up Organisation
Organisation non gouvernementale (ONG) concourant à la défense de l'environnement naturel, contre les irradiations des champs électromagnétiques (CEM) hyperfréquences micro-ondes des antennes-relais, des téléphones portables (GSM), de leurs impacts sur la santé.
Site : www.next-up.org

Organisation mondiale de la santé (OMS)
Site : www.who.int/fr

Pour une réglementation des implantations des antennes-relais de téléphonie mobile (PRIARTEM)
5, cour de la Ferme Saint-Lazare
75010 Paris
Tél./Fax : 01 42 47 81 54
Courriel : contact@priartem.com
Site : www.priartem.fr

Robin des toits
Association nationale pour la sécurité sanitaire dans les technologies sans fil
55, rue Popincourt
75011 Paris
Tél. : 01 43 55 96 08
Site : www.robindestoits.org

Société française de radioprotection (SFRP), affiliée à l'IRPA, Association internationale de radioprotection
BP 72
92263 Fontenay-aux-Roses Cedex
Tél. : 01 58 35 72 85
Fax : 01 58 35 83 59
Site : www.sfrp.asso.fr
Courriel : jacques.lombard@sfrp.asso.fr

Matériel

Biologa
Interrupteurs automatiques de champs, câbles et prises, revêtements écrans, trames murales... Distribué par Domus matériaux verts : plusieurs plateformes régionales et magasins franchisés.
Site : www.domus-materiaux.fr

Chauvin- Arnoux
Appareils de protection et de mesure des champs électromagnétiques.
190, rue Championnet
75876 Paris Cedex 18
Tél. : 01 42 52 82 55
Fax : 01 46 27 73 89
Site : www.chauvin-arnoux.fr

Choix de vie
Matériel de protection, oreillettes...
Site : www.choix-de-vie.com

Ecobio Matériaux
Interrupteurs automatiques de champs, câbles, fils et gaines blindés.
Site : www.ecobio-materiaux.fr

Electromagnétique.com
Diagnostic, études, conseils et formations. Vente de matériel de mesures et de protection contre les rayonnements électromagnétiques.
ZA de la Hautière
3, rue de la Tertrais
35590 L'Hermitage
Tél. : 02 99 64 11 68
Fax : 02 99 64 05 57
Courriel : contact@electromagnetique.com
Site : www.electromagnetique.com
Vente sur Internet à l'adresse suivante : http://boutique.electromagnetique.com

EPE Conseil
Évaluation pollution électromagnétique et boutique en ligne
Site : www.epeconseil.fr

GAEM/Georges Audras ElectroMétrie
Testeurs de champs électromagnétiques, mesure de pollution électromagnétique.
5, rue Bellevue
68130 Aspach
Tél. : 03 89 08 96 57
Fax : 03 89 08 96 57
Site : www.gaem.fr

Legrand Habitat santé
Tissu anti-ondes, téléphonie biocompatible, câbles et fils blindés, interrupteurs automatiques de champs, détecteur d'ondes basse et hautes fréquences...
Site : www.electropollutions.eu

TE2M/Techniques et matériels magnétiques
12, rue de la Villeneuve
ZI de Kergonan
29200 Brest
Tél. : 02 98 02 22 36
Fax : 02 98 42 16 73

Bibliographie

Ouvrages de référence

- Bossard, Claude, *Guide de l'électricité biocompatible*, Éditions Des Dessins et des Mots.
- Danze, Jean-Marie ; Le Ruz, Pierre ; Santini, Roger ; Bousquet, Michel ; Mercier, Jean-Louis, *Pourquoi et comment mesurer les champs électriques et magnétiques 50/60 Hz*, Éditions Encre.
- Déoux, Suzanne et Pierre (docteurs en médecine), *Guide de l'habitat sain*, Éditions Medieco.
- Gautier, Thierry, *Guide pratique de l'habitat sans nocivité pour la santé*, Éditions Conscience verte.
- Gérin, André (professeur à la faculté polytechnique de Mons) ; Stockbroeckx, Benoît (professeur du département Hyperfréquences de l'Université catholique de Louvain à Louvain-la-Neuve) ; Vander Vorst, André (professeur à l'Université catholique de Louvain), *Champs micro-ondes et santé*.
- Guedj, Marcel, *L'Électricité*, Éditions Hachette Pratique.
- Louppe, Benoît, *Pollutions électromagnétiques*, Éditions Nature et Progrès.
- Méar, Georges, *Nos maisons nous empoisonnent*, Éditions Terre Vivante.
- Santini, Roger, *Notre santé face aux champs électriques et magnétiques*, Éditions Sully.
- Smith, Cyril W. ; Best, Simon, *L'Homme électromagnétique*, Éditions Marco Pietteur.
- Vander Vorst, André (professeur à la faculté catholique de Louvain, Belgique), *Transmission, propagation et rayonnement*, De Boeck Université.

Brochures, rapports et documents

- « Guide pour l'établissement de limites d'exposition aux champs électriques, magnétiques et électromagnétiques », ND 2143-182-01, Institut national de recherche et de sécurité (INRS), 2001.
- « Les Champs électromagnétiques », dossier INRS 2009.
- « Guide provisoire pour l'établissement de limites d'exposition aux champs électromagnétiques aux fréquences 50/60 Hz », guide publié par la ICNIRP (Commission internationale de protection contre les rayonnements non-ionisants, organisation non-gouvernementale reconnue par l'OMS).
- Rapport BioInitiative, « Une justification pour des normes publiques d'exposition aux champs électromagnétiques (EBF et RF) basées sur les aspects biologiques ».

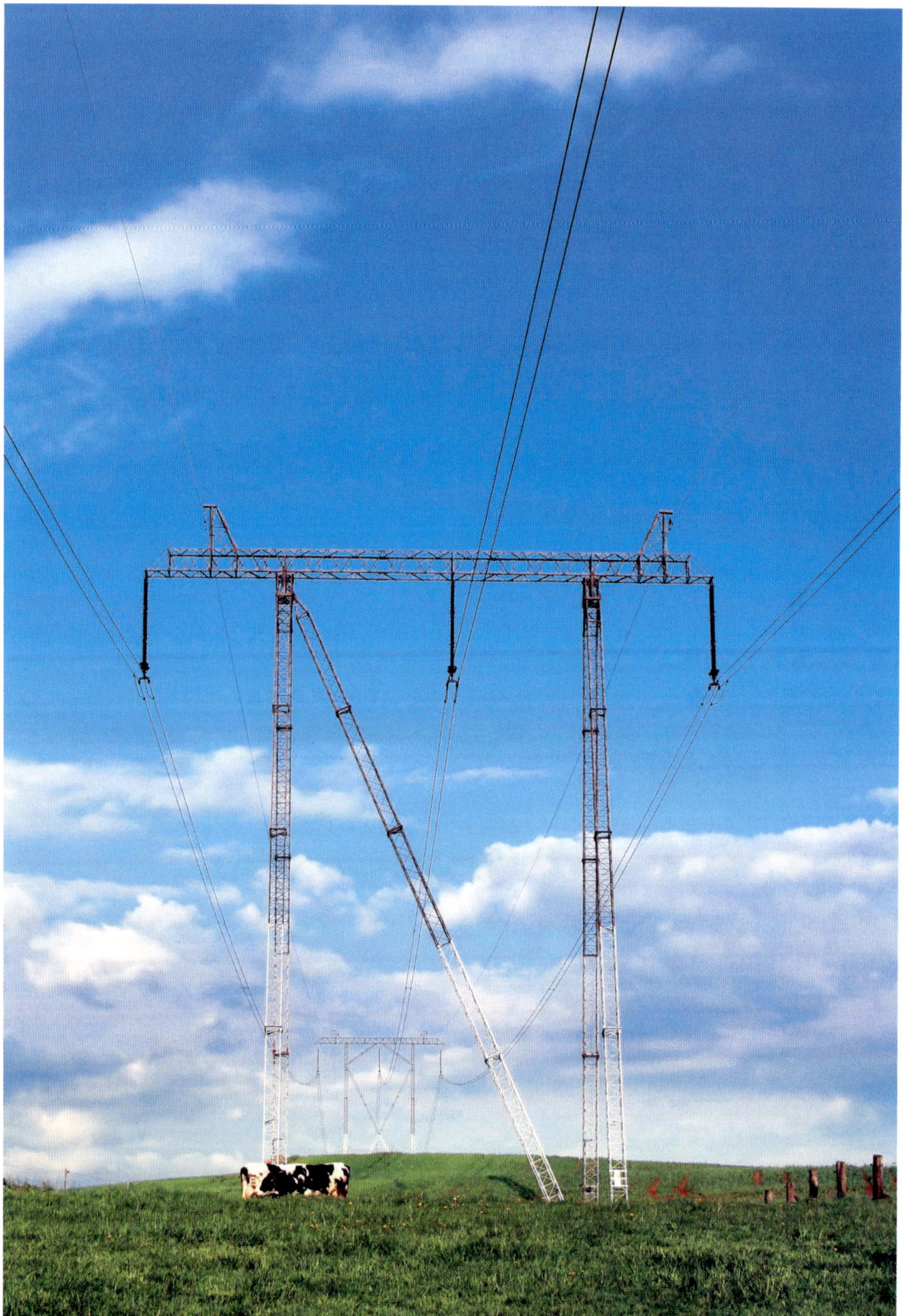

Index

Dans la collection « Planète écologie »

Le b.a.-ba de l'habitat écologique

Installer une piscine naturelle

Murs et toits végétalisés

Récupérer et recycler l'eau

Une maison saine du sol au plafond

La rénovation bioclimatique

L'isolation thermique

Crédits photographiques

Fotolia :

pp. 6, 7, 8, 12, 17, 21, 26, 28, 31, 33, 34, 35, 36, 38, 40, 44, 45,
46, 47, 51, 52, 54, 61, 62, 63, 65, 66, 68, 69, 70, 74, 76, 77, 78, 80, 81, 83, 84, 85, 86, 88, 90, 93, 108.

électromagnetique.com :

pp. 22, 92, 93, 94, 95 hg, 95 hd, 95 b.

Oredia :

pp. 56 (Antoine Juliette), 58 (Strzechowski/Free), 59 (Anna Powlalowska/Free), 73 (Be&W).

Photo de couverture :

O'communication. Montage : Yann Lejuste

Dessins :

Michel Sinier

Direction éditoriale : Élisabeth Pegeon

Direction artistique : Laurent Quellet

Conception graphique et mise en pages : O'communication

Suivi éditorial : Frédérique Chavance

Suivi de fabrication : Aurélie Lacombe

N°éditeur : 49548 (F 11046-01)

Photogravure : Turquoise

Achevé d'imprimer en juin 2011 par IME à Baume-les-Dames (France).

Ce livre a été imprimé avec des encres végétales suivant des procédés préservant l'environnement
et sur du papier Condat fabriqué à partir de pâte à papier issue de forêts exploitées en gestion durable.